医学博士・婦人科医
竹井啓裕◉著

医師が教える アンチエイジング

がん予防にもなる! 体の内側からのアプローチ

現代書林

プロローグ——外見だけの若さでアナタは満足ですか？

◉……うわべだけのアンチエイジングが横行していないか

「年をとりたくない」
「若く見られたい」
「10年前の肌のハリや弾力を取り戻したい」
「もっと元気になって生活を楽しみたい」

そんな思いにとらわれ、本書を手に取った方は、きっと、いまの自分に満足できなかったり、衰えつつある自分に焦りを感じた経験があるのではないでしょうか。

巷には、若返りをうたった化粧品や美容サロンなどの広告があふれています。そういうもので少しでもシワやシミが取れれば若さを取り戻せるのに、と思っている人も多いでしょう。そうした若返りの秘策を期待して、本書を手に取られた人もいるかもしれません。

しかしもしそうだとしたら、少々期待外れになるかもしれません。私が考えている若返りとは、シミやシワを消したりするような、うわべだけのアンチエイジングではないからです。

若返りとは、何でしょう。髪を染めたり、シミやシワを薄くすれば、簡単に若返ることができます。しかし、そうではない若返りもあるのです。私が目指しているのは、体の中から健康になって、細胞レベルで若返る「内側からのアンチエイジング」です。

もちろん見た目の若さを保つことも大切です。しかし、それ以上に大事なのは、内側から真に若返ること。シワやシミは一つもないのに、じつは体は不調だらけ、持病があっていくつも薬を飲んでいたり、杖がなければ歩けないような状態では、本当の「幸せな若返り」とは言えないでしょう。身も心も見た目と同じように若々しくリフレッシュできてこそ、理想的な若返りだと思います。

最近、高齢にさしかかった女性の間で、グレイヘアが注目されているそうです。グレイヘアとは、白髪を染めず、ありのままの色でいるヘアスタイルです。白髪を隠すために髪を染める人が多い中、自然の髪のままに過ごそうという女性も少しずつ増えているのです。この流れを牽引しているのは、若々しく美しいグレイヘアの女優さんたちです。毛染めをしない髪はむしろ健康になりますし、うわべだけにとらわれないその生き方が、彼女たちを生き生きと魅力的にしているのでしょう。

◉……言葉だけが一人歩きしている

アンチエイジングは、「エイジング（加齢、老化）」に対する否定語で、日本語では「抗加齢」「抗老化」などと訳されています。この概念の発信元はアメリカで、1990年、ボストンの医師ラドマンが、60歳以上の健常な男性に成長ホルモンを投与した臨床研究が始まりだといわれています。それからわずか30年たらずの間に、アンチエイジングという言葉は世界中に広まりました。

日本では、90年代後半から、この言葉が使われ始めました。これに真っ先に反応したのが、美容業界でした。老化が最初に目に見えて現れるのは肌です。加齢とともに皮膚の細胞の数は減り、コラーゲンなどの弾力繊維も劣化して、シワ、シミ、たるみ、くすみなど、肌の老化が進んでいきます。

こうした状態は、化粧では隠しきれません。寿命が延びた現在、女性がアンチエイジング美容に飛びつくのは自明のこととも言えるでしょう。最近では、アンチエイジング・ビジネスのターゲットは、中高年女性から30代や20代の若い女性にも広がりつつあるようです。

こうして90年代以降、アンチエイジングの概念が急速に浸透しましたが、私の中には、引っかかるものがありました。その言葉だけが一人歩きしているような違和感が、ずっと心にくすぶっていたのです。

シワやシミをとるような、見た目だけの若さで本当にいいのだろうか。本来のアンチエイジングは、表面的な美容に終始するものなのだろうか……。そんな私の長年の疑問にヒントをくれたのが、「Happy People Live Longer（幸せな人たちはより長生きする）」という言葉でした。

「Happy People Live Longer」は、アメリカの著名な学術雑誌『サイエンス』に、2011年2月に発表された論文です。ここには、幸せだと感じている人は、そうでない人に比べると約10年寿命が長いことが、科学的に述べられています。

◉……「ごきげんさん」ほど長生きする!?

大阪に住む私に言わせると、Happy People の日本語訳は、「幸せな人」よりも「ごきげんさん」のほうがピッタリします。このフレーズの主旨を関西風に言ってしまえば、「ごきげんさんほど長生きするから、ごきげんさんになりなはれ」ということでしょう。

ごきげんになると、オキシトシンという神経伝達物質が脳の視床下部でつくられ、下垂体から分泌されます。この物質は「幸せホルモン」とか「愛情ホルモン」と呼ばれ、ストレスを緩和したり、多幸感をもたらす作用があります。愛する人とハグすると、たくさん分泌されることがわかっています。

ごきげんになるというのは、人にごきげんにしてもらうのではなくて、自分自身が心からごきげんになることです。そうでなければ、オキシトシンは出てこないからです。

では、ごきげんとは何か。それは、心と体のありようだと思うのです。そして、心と体が互いにいい影響を与え合い、支え合って、より質の高い人生をまっとうすることです。ですからごきげんでいるためには、体が健康であることが何より大前提です。

シワやシミを消して肌がきれいになれば、たしかに、ごきげんな気分にはなりますから、外側からの若返りを否定するわけではありません。しかしそれは一時的なもので、それだけではごきげんな状態は長続きしません。

その状態を長く支えるのは、内側からの若返りです。

肌が老化するように、体の中の細胞や組織も老化していきます。老化の原因には諸説ありますが、中でも有力なものの一つが、「フリーラジカル説」（89ページ参照）です。活性酸素やフリーラジカルという不安定な分子による酸化ストレスが細胞膜を酸化したり、D

NAを損傷したり、タンパク質を変性させて、老化が進むことがわかっています。

このほかにも、慢性炎症や免疫の低下なども老化に関わっています。

こうした「内なる老化」を食い止めない限り、ほんとうの意味でのアンチエイジングは成り立たないのではないか。医療現場に身を置く中、私はそんなふうに考えるようになっていったのです。

◉……医者だからできる、内側からの若返り

私はクリニックを開業以降、約30年にわたり、女性の病気とかかわってきました。その経験からエイジングケアの必要性を感じるようになり、医師が提案できるアンチエイジング医療を導入するようになりました。

私たちにできることは、健康になるためのエイジングケアです。ですから、皮膚のたるみを持ち上げたり、シワを取ったりする治療はしません。私がしているのは、抗酸化物質を体に供給して抗酸化力を高めたり、血液をきれいにして、血液循環をよくする治療です。

第3章でくわしくお伝えしますが、老化の大きな要因の一つは、体内で生まれる活性酸素が多すぎて、酸化反応が抗酸化機能を上回ってしまうことです。体内の抗酸化酵素や抗

酸化物質で制御できなかった活性酸素は、出合ったタンパク質や脂質を片っ端から酸化し、細胞や組織を傷つけていきます。

酸化をわかりやすく言えば、サビです。クギを空気中に放置しておくと、さびて茶色くなります。リンゴを切って空気にさらしておけば、切り口が茶色く変色します。これは、クギやリンゴが空気中の酸素にふれて酸化するからです。

体も同じで、反応の激しい活性酸素にふれた細胞は、さびたクギのようにボロボロになってしまいます。また肌も紫外線を浴びると、活性酸素が大量に発生して、コラーゲンや皮膚細胞が傷つけられ、シワやたるみができてきます。私たちの体は、内からも外からも、活性酸素によるこうした「酸化ストレス」を受け続けているのです。

酸化ストレスを抑えることができれば、組織が酸化したり、細胞が傷つくのを防ぐことができます。また、血流がよくなれば、細胞の一つひとつに栄養や酸素が運ばれ、細胞が活性化し、臓器の機能が高まります。そして細胞レベルから健康になっていきます。

◉……活性酸素が老化の「主犯」

活性酸素は目に見えるものではありませんから、名称を聞いてもピンとこないかもしれませんね。しかしこの過激な酸素が、日々私たちの体を傷めつけて、確実に老化に追いやっています。

わかりやすいのが肌でしょう。たとえば太陽の光を浴びて皮膚が紫外線にさらされると、皮膚に活性酸素が大量に発生します。それが皮膚の細胞やコラーゲンを傷つけて、肌の老化を促進させます。そういうことが、体中で起きているのです。

活性酸素は、体内でつねに生まれています。私たちは空気を吸って大気中の酸素を取り込み、細胞の中のミトコンドリアでアデノシン三リン酸（以下ＡＴＰ）というエネルギーの元をつくっています。ＡＴＰがつくられるたびに、活性酸素が発生しています。だいたい、取り入れた酸素の２％ほどが、活性酸素に変わると言われています。

こうして体の中で自然に発生する以外にも、活性酸素はいろいろなところで生まれています。紫外線、放射線、排気ガス、農薬などの化学物質、食品添加物、タバコ、肉体的・精神的ストレス、食事、過激な運動などなど……。現代人は、活性酸素の発生源に取り囲まれているのです。

最近では、活性酸素によって引き起こされる慢性炎症が、がんや老化、そのほかさまざまな生活習慣病に関与していることがわかってきました。その慢性炎症も、酸化ストレスを防げば、抑えることができます。

体のサビが取れて、体の内側から健康になれば、それは肌にも顔色にも表情にも現れます。また皮膚の血行がよくなれば皮膚のターンオーバーが正常化して、シワ取り手術や注射をしなくても、自然に肌は若返ります。つまり私が考えるアンチエイジングとは、左の図のような、もっとトータルな意味を持つものなのです。

医療が進んで、いまではさまざまなアンチエイジングのための治療が開発されています。

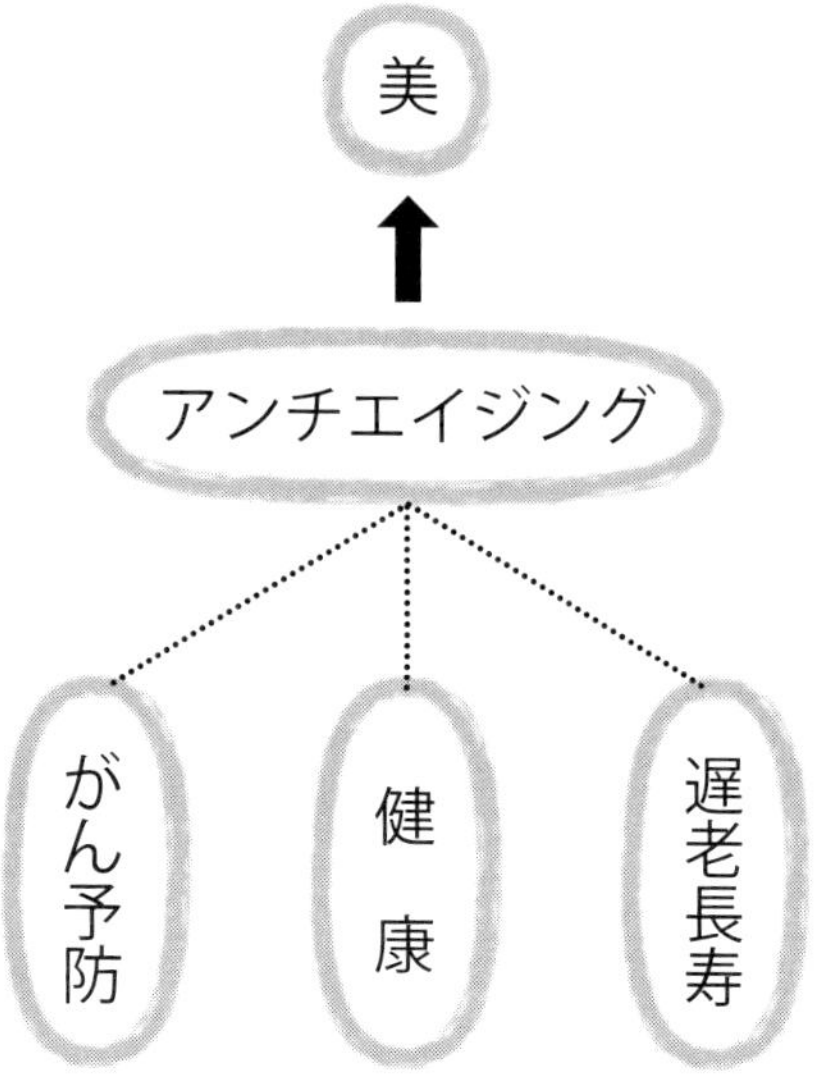

私は、その選択肢は多ければ多いほど、患者さんにとって望ましいことだと思っています。

一方で、選択肢や情報が多くなるほど、何をどう選ぶかの判断はむずかしくなります。そのときに必要なのが、専門家の確かな知識と選択眼です。

エイジングケアも、医療の一つです。患者さんの状態を見て、何が不足し、どこに問題があるのか、正確に判断しなくてはなりません。そのうえで、患者さん一人ひとりに合った、トータルなエイジングケアの提案が必要だと思っています。

私のクリニックでは、「高濃度ビタミンC点滴療法」、「血液オゾン療法」、「水素ガス吸入療法」を三つの柱にして、「キレーション療法」、「プラセンタ療法」、「マイヤーズ・カクテル療法」など、歴史のあるものから最先端のものまで、数多くのアンチエイジング医療を用意しています。点滴や注射で直接体内に注入するものが多いので、効果は早く確実に現れます。

これに、メディカルサプリメントを加えれば、手軽にエイジングケアができるようになりました。

◉……目指すは遅老長寿

アンチエイジング（抗老化）と言うと、とかく「不老不死」のイメージを持たれがちです。しかしアンチエイジング医療の目的は、単に長生きすることではありません。ましてや「老人」の期間を延長することでもありません。米国アンチエイジング医学会の会長、ロナルド・クラッツ氏らは、その目的を「老化の始まりを遅らせて、健康な中年の時期を長く過ごせるようにすること」だと言っています。

日本は、世界で屈指の長寿国です。2016年の平均寿命は男性が80・98歳、女性は87・14歳。しかし、健康上の問題がなく、日常生活が支障なく送れる健康寿命は、男性72・14歳、女性は74・79歳（ニッセイ基礎研究所・2017年「平均寿命と健康寿命の推移」より）。平均寿命との差は男性が8・84歳、女性は12・35歳もあり、依然として9年〜12年も寝たきり・要介護の生活を余儀なくされているのです。

長生きだけを誇っても、もはや意味のない時代です。寿命が尽きるまで若々しく元気で、お迎えが来たらコロリと最期を迎える。このPPK（ピンピンコロリ）こそ、だれもが望む理想の生き方であり、死に方です。そして、もう一つ欲を言えば、老化を先送りして、元気な時期をできるだけ延ばしたい。クラッツ氏らが言うように、いつまでも若々しく健康な中年時代でいたいのです。

2016年の日本の百寿者（センテナリアン）は初めて6万人を超え、6万8000人になりました。その中には、PPKをまっとうされた方もいらっしゃるでしょう。2017年に105歳で亡くなられた医師の日野原重明先生は、ご存知のとおり、100歳を過ぎても現役医師として活躍されていました。

2018年に100歳を迎えられた評論家の吉沢久子さんは、その前年の1年間に7冊もの本を出版されたそうです。老いてますます活躍されていますが、おそらくご本人たちは、「老いて」などという言葉は心外でしょう。

ともあれ、老化を一日でも遅らせて、長生きする。生きている限りは、元気で若々しく過ごす。これが、私が提唱する「遅老健康長寿」です。

老年学の最先端を行くアメリカでは、高齢者の望ましい老いの姿を「サクセスフル・エイジング」と呼ぶそうです。いくつになっても健康で、しかも、それまでに蓄えた知力や経験値を生かせる老い方。そんな年齢の重ね方ができたら、毎日ごきげんさんでいられるのではないでしょうか。

アンチエイジング医療は、単に見た目の若々しさを追求するためにあるのではありません。人が、最後までその人らしく若々しく生きるためにあるのです。ですから、体の中から若々しく、健康になることが大事です。それが、ほんとうの意味のアンチエイジングだと私は考えています。

医師が教えるアンチエイジング◉もくじ

プロローグ――外見だけの若さでアナタは満足ですか？

【第1章】——若返りのキーワードは「抗酸化」と「血液浄化」

【第2章】医師が教えるアンチエイジングの多様な選択

【第3章】――本当の若さはカラダの内側からつくられる

【第4章】——究極の若返りはがん予防につながる

【第1章】

若返りのキーワードは「抗酸化」と「血液浄化」

◉……症状、体質に応じたトータルなケアが必要

アンチエイジングの外来窓口に相談に来られる患者さんの悩みは、さまざまです。いまあるシミやくすみを少しでも薄くしたいとおっしゃる方もいれば、急激に肌の衰えを感じるようになって、何とかしてほしいと相談に見える方もいます。

肌や美容に関する悩みだけでなく、疲れが取れない、冷え性がつらい、肩こりをらくにしてほしいといった、不定愁訴を訴える患者さんもいます。またがんが見つかって、駆け込んで来られる方もいます。一人ひとりにお話を聞くと、訴えも、それに対するご希望も千差万別なのです。また、訴える悩みは一つでも、その裏にいくつもの症状を抱えておられる方がほとんどです。それに体質もみなさん違いますから、同じような症状に見えても、処方は人それぞれです。同じ療法が、Ａさんには効いても、Ｂさんに効くとは限らないのです。

ですから私たち医師が心がけなければならないのは、一人ひとりの訴えと希望にじっくり耳を傾け、目の前の患者さんにはどんな治療が合うか、体質やライフスタイルなどを考慮して、的確に判断することです。

当然のことですが、体に現れた症状だけにとらわれるのではなく、その原因を探って、トータルに判断しなければなりません。そのためには、十分なカウンセリングの時間と、患者さんの症状や要望に応えられるように、治療の選択肢をなるべく多く用意しておく必要があると感じています。

◉……効果が高くて即効性のある点滴療法

ビタミンやミネラルなどの栄養素は、健康を維持するために必要だというのは皆さんご存知ですね。これらの栄養を体内に摂取するにはいくつかの方法があります。

一つは食事や飲料で、食べ物に含まれる栄養素を経口摂取する方法。サプリメントで同様の成分を補うこともあります。

二つ目は、化粧品などで、肌に直接塗布する方法。「ビタミンC配合」と銘打たれた化粧水や美容液は大量に販売されています。

ただ、これらの方法では残念ながら、本当の意味でのエイジングケア効果はきわめて低いのです。なぜなら消化器官や皮膚からでは、その成分の持つ薬理作用が発揮されるほど、体内に吸収することが困難だからです。

薬理作用とは、薬物が体にもたらす生理的な作用のことです。ビタミンやミネラルなどの栄養素も、投与のしかたによっては薬物と同じような生理作用を得ることができます。のちの項で詳述しますが、栄養素として必要な量と、「若返り効果」を享受する量では、数倍から数十倍もの差があります。そして若返りのための薬理効果を得る量は、残念ながら口や皮膚から吸収するのは不可能なのです。

そこで三つ目の摂取方法として私が採用しているのが、注射や点滴です。針を使って直接体内に成分を大量に送り込むのです。

中でももっとも効果が高く確実なのが点滴療法です。点滴は静脈内注射の一種で、直接静脈に有効成分を投与するものです。病院で、吊るした点滴バッグを体につないでいる患者さんの姿を見かけることがあるでしょう。注射との大きな違いは、一定時間内に大量に、体に必要な成分を投与できることです。

たとえば食事に含まれる栄養素は胃腸で消化、吸収され、血液の中に入ります。栄養素はすべて腸から吸収されるわけではなく、排泄されてしまうものもあります。これはサプリメントでも同じで、たとえば経口と点滴で同じ量のビタミンCをとっても、経口では摂取量の5分の1（16〜20％）程度しか吸収されないと言われています。

また、経口では消化という過程を経るので、それが血中に入って体内で働くまでに時間がかかります。

点滴では成分はダイレクトに静脈の中に入りますから、すぐに血中濃度が上がり、素早く全身をめぐります。ですから、効果がすぐに出て、短期間で結果が現れます。大量に投与でき、薬理作用を得やすいのです。

同じ直接の注入法でも、注射は点滴のように大量に成分を投与できません。また、皮下注射や筋肉注射は、リンパ管や毛細血管を通って静脈に入るので、効果が出るまでに少し時間がかかります。注射と点滴それぞれに適した用途があり、注射はワクチンや薬の投与には向きますが、大量の栄養成分の投与には向かないのです。

点滴は、効果がすぐに現れて、ある程度持続します。また、定期的に継続して行えば、細胞のレベルから体を変えることができます。患者さんに納得できる効果を感じていただくには、点滴療法がいちばん適していると私は考えています。

◉……竹井メソッドの三大療法

エイジングケアは、さまざまな療法を組み合わせて行いますが、私が治療の柱にしているのは「高濃度ビタミンC点滴療法」、「血液オゾン療法」、「水素ガス吸入療法」の三つです。このうち、高濃度ビタミンC点滴療法と血液オゾン療法が点滴療法です。

この二つの療法は、正反対の作用を持っています。

高濃度ビタミンC点滴療法は、抗酸化療法です。老化を引き起こす活性酸素を消去する作用のあるビタミンCを大量に投与することで、酸化ストレスを取り除き、免疫を高めたり、細胞の若返りを図ります。

一方の血液オゾン療法は、酸化療法です。ごく微量の活性酸素を発生させることによって細胞に適度な酸化ストレスを与え、免疫や抗酸化力を高めるのです。

この二つは正反対でありながら、結果として同じような効果をもたらしてくれます。

三つ目の水素ガス吸入療法は、抗酸化作用の強い水素ガスを吸入する療法です。

つまりどれも、活性酸素（酸化）がキーワードです。活性酸素を、体に有害なものとして真っ向から取り除くか、逆にそれを利用するかの違いです。この三つの療法を組み合わせることによって、それぞれの作用がさらに強くなり、相乗的に幅広い効能を得られるのです。

◉……老化を逆戻しする「高濃度ビタミンC点滴療法」

◎ビタミンCは最強の美肌ビタミン

ビタミンCが美容に効果があることは、女性のみなさんならだれでもご存知でしょう。アンチエイジングを希望して私のところに来られる患者さんも、まずはビタミンCで肌を若返らせたいという希望が圧倒的に多いのです。

ビタミンCの美肌作用には、次のようなものがあります。

＊シミやくすみを改善する美白作用

ビタミンCといえば、美白作用です。紫外線を浴びると、チロシナーゼという酵素が活発になり、メラノサイトという色素細胞がメラニン色素を作ります。このメラニン色素が活性酸素から肌を守ってくれるのですが、皮膚の代謝が落ちてメラニンがいつまでも居座ると、シミやそばかす、くすみの原因になります。

ビタミンCはメラノサイトに働きかけてチロシナーゼの合成や活性を抑え、メラニン色素の生成を抑制します。また、メラニン色素を還元し、できてしまったシミやくすみを白くする効果もあります。

＊コラーゲンを生成してハリのある肌に

肌のハリや弾力は、真皮層にあるコラーゲンによってもたらされます。コラーゲンは弾力繊維のエラスチンや保湿成分のヒアルロン酸を抱え込んで、肌にハリとうるおいを与えます。しかし、加齢や紫外線、ストレスなどによってコラーゲンが変性すると、肌のハリが失われてシワやたるみが増えていきます。ビタミンCはコラーゲンの生成を促して、シワやたるみを改善したり、シワのできにくい肌をつくります。

＊皮脂の分泌や炎症を抑えてニキビを防ぐ

毛穴に皮脂がたまり、アクネ菌に感染すると、炎症を起こしてニキビになります。ニキビは思春期だけでなく、大人になっても、ストレスや睡眠不足などでできることがあります。ニキビの処置が悪いと、ニキビ跡が瘢痕として残ったり、毛穴が開いてしまうことがありあります。ビタミンCは、余分な皮脂の分泌を抑えてニキビを予防したり、ニキビの炎症を抑えます。またニキビが治ったあとの赤ら顔を改善したり、毛穴を引き締める効果もあります。

このように、肌のエイジングケアでは、ビタミンCが欠かせません。

◎ビタミンCが老化を防ぐ

ビタミンCのアンチエイジング効果は、肌だけにとどまるものではありません。いま注目されているのは、体内から若返りを図る作用です。その作用の中心になるのが、ビタミンCの持つ強い抗酸化作用です。

ビタミンCは水溶性で強力な還元作用があり、体内で発生した活性酸素を素早く消去します。

東京都健康長寿医療センター研究所の研究によると、ビタミンCをつくれない状態にしたマウスの寿命は健常なマウスの4分の1しかなく、若いうちから難聴や白内障、糖尿病など、加齢とともに進行するさまざまな病気にかかることがわかっています。

また、ビタミンCには、善玉（HDL）コレステロールを増やし、悪玉（LDL）コレステロールの酸化を抑える作用があります。その結果、動脈硬化を防ぐことが多くの研究で明らかになっています。

ビタミンCが免疫を高めることもよく知られています。みかんを食べると風邪をひかないと言われるのは、みかんのビタミンCがウイルスに対する抵抗力を高めてくれるからです。私も高濃度ビタミンC点滴療法をするようになって、ほとんど風邪をひかなくなりました。

また、ビタミンCにはウイルスの増殖を阻止するインターフェロンという物質を体内で生成する作用もあります。

そして、27ページでもふれましたが、コラーゲンの生成を助けるという点も重要です。

コラーゲンにはいろいろな種類があり、骨や歯や血管壁にも支持組織としてコラーゲンがたくさんあります。最近の研究では育毛に関わっていることもわかってきました。

年齢を重ねてもコラーゲンが体内でスムーズに生成され続けていれば、いつまでも若々しくつややかな肌や髪、健康な骨や歯や血管を維持できます。

ビタミンCは、代謝の促進や炎症を抑えるホルモンのコルチゾールや男性ホルモン、女性ホルモンなどの原料となるDHEA（66ページ参照）の分泌にも不可欠です。どちらも副腎で、コレステロールを材料につくられます。コルチゾールは強いストレスを受けたときに大量に分泌されるので、「抗ストレスホルモン」とも呼ばれます。ストレスによりコルチゾールが大量につくられると、それにビタミンCが使われすぎて不足してしまい、DHEAがつくられなくなります。するとアンチエイジングには非常に重要な女性ホルモン、エストロゲンが減少してしまいます。ですからストレスフルなときほど、ビタミンCが必要なのです。

ビタミンCはこのほか、肝臓の解毒を助けたり、脂肪の燃焼を促進するカルニチンの生成にも必要です。

このようにビタミンCは、体の中でじつに多様な働きをしているのです。

◎食べ物からでは圧倒的に足りない

これほど大事なビタミンCですが、人は体内でビタミンCを生成することができません。ところが、哺乳類の多くはブドウ糖からビタミンCをつくることができます。つくれないのは人間や猿などの霊長類と、モルモットだけだと言われています。

しかし、2500万年前は、人もビタミンCをつくる酵素を持っていたそうです。それが進化の過程で、いつの間にか失われてしまったのです。その理由には諸説がありますが、ほんとうの理由はまだ解明されていないようです。

そもそもビタミンの定義は、「人の健康維持に必要でありながら、体内で合成できない有機化合物」のことです。これに従えば、昔はビタミンCはビタミンではなかったことになります。体内でつくれなくなったことでビタミンと呼ばれるに至ったのでしょう。

現代人である私たちは、ビタミンCも必須アミノ酸や必須脂肪酸と同じように、食べ物からとらなければなりません。厚生労働省は、成人一日あたりのビタミンCの推奨摂取量を100㎎としています。しかしその量では、欠乏症は防げるかもしれませんが、抗酸化作用や免疫増強作用などの薬理作用を得るには、あまりにも少なすぎるのです。

ビタミンCは、熱と酸化に対して非常に不安定な物質です。したがって、空気中にさらしたり、加熱調理すると壊れてしまいます。また水溶性なので、水の中に置くと水に溶け出してしまいます。

これまでの研究では、ビタミンCの薬理作用を得るには、グラム単位のビタミンCが必要だとされています。高濃度ビタミンC点滴療法を開発したライナス・ポーリング博士は著作『ビタミンCとかぜ、インフルエンザ』の中で、一日に5～10gのビタミンCをとれば、風邪が予防できると書いています。ほかの多くの研究でも、少なくとも3g以上のビタミンCをとることが推奨されています。それより少ないと、目指している薬理効果が得られません。ところがビタミンCは非常に吸収の悪い物質で、その吸収率は16%、多くても20%止まりだとされています。たとえば1gのビタミンCが必要だとしたら、16%吸収されるとして、6・25gのビタミンCをとらなくてはなりません。これだけのビタミンCを、一度にすんなりとれるでしょうか。

食べ物では、ビタミンCが多いとされるレモンでも100gのビタミンC含有率はわずか0・1g。イチゴでは約0・06g。薬理作用を得ようとするなら、食事からとるビタミンCでは圧倒的に足りないのです。

さらに困難なことに、ビタミンCを5g以上いっぺんに摂取すると、通常は下痢をしてしまいます。腸管にはバリア機能があり、大量のビタミンCはこのバリアを通過できないからです。

◎なぜ大量のビタミンCが必要なのか

つねに体内で発生している活性酸素にビタミンCの抗酸化作用で対抗するには、体内にたくさんのビタミンCを確保しておかなければなりません。そのためには、点滴で大量に投与して、一度に血中濃度を高くしておくのはたいへん有効です。濃度が高ければ、全身の細胞にくまなくビタミンCをしみわたらせることができます。

ビタミンCは抗酸化以外にも、さまざまな物質の代謝に使われています。たとえばコラーゲンは、明らかになっているだけでも人体に28種類ありますが、その合成にも大量のビタミンCが使われます。

また、ストレスの多い人は前述のように、コルチゾールなどの抗ストレスホルモンがつくられるたびに、ビタミンCが消費されます。タバコを吸う人は、喫煙の量と比例して体内のビタミンCが失われます。ケガなどで炎症を起こしたときも、それを鎮めるためにビタミンCが必要です。

人の血漿中に含まれているビタミンCは、約4週間でほとんどゼロになるそうです。ですから、生きている限り定期的にとり続けないと、ビタミンC不足でさまざまな支障が現れます。動物が自分の体内でビタミンCをつくれるのは、それだけ体にとって必要な物質だからです。

水溶性であるビタミンCは体内に長く保存しておくことはできません。ある程度の時間がたつと、使われなかった分は尿と一緒に排泄されます。ですから、逆にとりすぎによる副作用はないと言えます。むしろ不足による不利益のほうが、格段に大きいのです。

◎飲んでもつけても効果がない？

飲むのがダメなら、肌につけるのはどうでしょう。

まず言えるのは、皮膚は排泄・分泌器官と言われており、吸収器官ではないことです。また、皮膚にも、異物から生体を守るためのバリア機能があります。ですから、ビタミンCを皮膚につけてもバリアに阻まれて表皮のいちばん下の基底層までしか届かないのです。皮膚の毛細血管は、その基底層のさらに下の真皮層にあります。そこまで浸透しないと、ビタミンCは血流に入れず、体に作用しません。ですから、外からつけても、あまり効果は期待できないということです。

そこで点滴で血液の中にビタミンCを入れる高濃度

皮膚の断面図

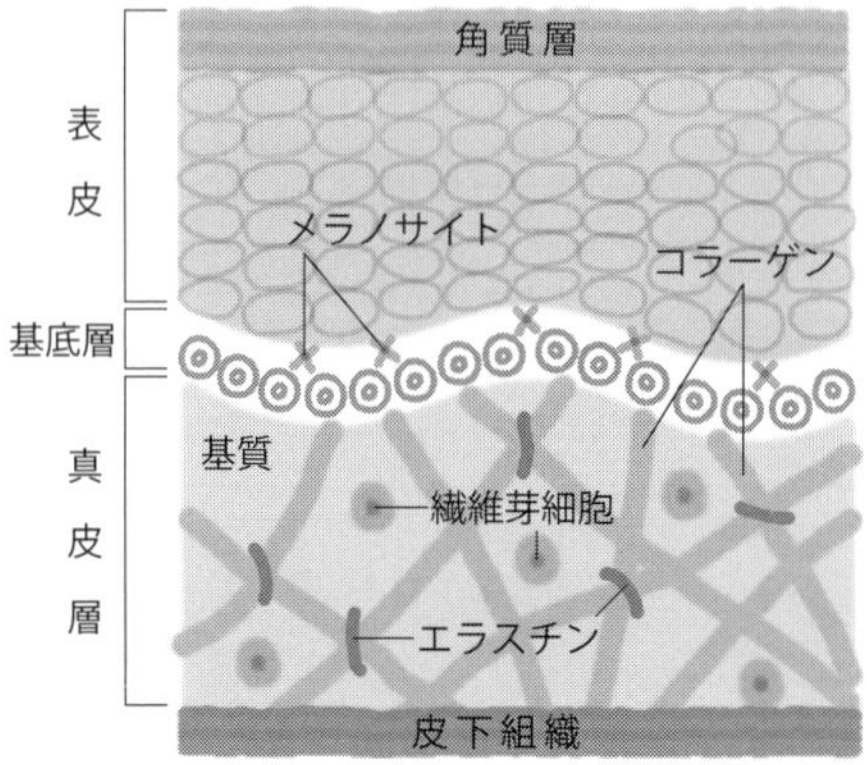

ビタミンC点滴療法が効果的なのです。こうすれば、大量のビタミンCを体内に直接とり入れることができます。

かつてポーリング博士が唱えた高濃度ビタミンC点滴療法の効果を、アメリカでもっとも信頼されているクリニックの一つ、メイヨークリニックが検証したことがあります。しかし、ポーリング博士の言うような効果は認められませんでした。なぜならメイヨークリニックが行ったのは点滴ではなく、経口摂取だったからです。点滴と口からでは、吸収量にそれだけの違いがあるのです。

◎高濃度ビタミンC点滴療法の進め方

高濃度ビタミンC点滴療法によって血液の中に入れるビタミンCの量は、目的によって異なりますが、エイジングケアの場合は、一回15〜25gを、30分〜1時間の点滴で体内に投与します。

これまで日本では、15年間に3万回以上、高濃度ビタミンC点滴療法が行われていますが、重篤な副作用は報告されていません。きわめて安全な治療だと言えます。

しかし、この治療を受けられない方、注意が必要な方もいます。たとえば、次のようなケースです。

①腎不全で透析中の人
②心不全、大量の腹水、強い浮腫がある人
③自己採血して血糖値を計り、インスリンの注射量を決めている糖尿病患者
④G6PD欠損症という、赤血球の膜に遺伝性酵素異常のある人

中でもとくに重視すべきなのが、④です。G6PD欠損症とは、赤血球にあるG6PDという酵素が欠損しているために、赤血球が破壊される溶血性貧血を起こす先天性の疾患です。

この病気の人は、高濃度ビタミンCの投与で、その発作を起こす危険があるのです。日本人にはまれな病気ですが、ご本人が気づいていないケースが大半であるため、念のために検査を行います。

◎ビタミンCの効果を高めるために

ビタミンCにはコラーゲンを生成する作用がありますが、ビタミンCだけをとってもあまり効果はありません。必ず、コラーゲンも一緒にとることをお勧めします。ビタミンCは、ヒドロキシプロリンという、コラーゲンに特徴的なアミノ酸の合成にも必要です。このヒドロキシプロリンがあるから、弾力のあるしっかりしたコラーゲン繊維がつくられま

す。もしビタミンCが不足したら、コラーゲンがうまくつくられず、体のあちこちでコラーゲン不足が起きてしまいます。ですから、ビタミンCとコラーゲンは必ずセットでとることが重要なのです。

そのとき注意したいのは、体内に吸収されやすい状態に加工された、粒子の細かい「低分子コラーゲン（コラーゲンペプチド）」をとることです。低分子コラーゲンは、体内でペプチド結合という反応をし、大きなコラーゲンになっていきます。そして、コラーゲンがペプチド結合したときに、初めて肌に弾力が出てきます。このペプチド結合に、ビタミンCが必要なのです。

また、ビタミンCはアルファリポ酸とも一緒にとることをお勧めします。なぜならアルファリポ酸はビタミンCやビタミンE、抗酸化の働きをするグルタチオンを再生しリサイクルする酵素だからです。

アルファリポ酸は強力な抗酸化物質で、水中でも脂肪組織でも機能し、老化の原因分子と言われるフリーラジカルの体内での発生を防ぎます。これはがんや心血管疾患のような酸化的損傷により引き起こされる病気を防ぐことを意味し、さまざまな生活習慣病の予防はもちろん、肌を若返らせ、老化を遅らせることができるのです。ビタミンCのさまざまな効能はアルファリポ酸があるからといっても過言ではありません。

アルファリポ酸の点滴や内服は、次のような症状の人に効果が期待できます。

*肌の衰えが気になる人

*ダイエットが必要な人（抗肥満作用がある）

*疲労が蓄積しやすい人

*シミ・くすみが気になる人

*冷え症の人

このアルファリポ酸を点滴する場合は1回600mgを生理用食塩水とともに週1回程度、内服する場合は食前に1日に300〜600mgを目安にするといいでしょう。

●……血液をクリーニングする「血液オゾン療法」

◎酸素が足りない！

だれもが加齢とともに、疲れやすくなったり体力の衰えを自覚させられることが増えていきます。昔なら簡単にできたことが、だんだんできなくなってきて、「年をとったなあ」と痛感することもあるでしょう。

年齢にともない疲れやすくなるのは、酸素をうまく利用できない体になっているからです。大気中には、21%程度の酸素が含まれています。私たちは呼吸によって酸素を体内に取り込み、細胞の中のミトコンドリアというところで糖や脂肪を燃焼させて、ATPというエネルギーの元をつくっています。このエネルギーの元を効率よくたくさんつくれれば、高い活動量が維持できて、疲れにくくなります。高齢者に比べて若い人が疲れにくいのは、ミトコンドリアでエネルギーがたくさんつくられているからです。

ところが、加齢とともに酸素の利用率は減っていきます。酸素の利用率とは、酸素をエネルギー代謝に利用できる割合（酸素からエネルギーを産生する割合）のことです。たとえば、10取り込んだ酸素を全部使ってATPをつくれば（実際にそんなことはありえませんが）、利用率は100%になります。

酸素の利用率は小さい子どもほど高く、大人になるほど減っていきます。体の多くの機能が30代をピークに低下するように、酸素利用率も30歳を過ぎるとどんどん低下して、エネルギー代謝が落ちていきます。ですから、年をとって疲れやすくなるのは、当然のことなのです。

近年、大気中の二酸化炭素濃度の増加にともなって、酸素濃度が減少している傾向があるそうです。ですから同じように呼吸をしていても、取り込む酸素の量は少しずつ減っているかもしれません。私たちの体は、酸素をますます利用しにくくなっているのです。

けれど酸素の利用率が低くなるなら、酸素をもっとたくさん体に供給すればいいわけです。そこで私がお勧めしているのが、「血液オゾン療法」です。名前を見てわかるとおり、自分の血液をオゾン化し、体内に戻す療法です。

日本ではあまり聞きなれない療法ですが、40年以上前にドイツで開発され、イギリス、スイス、イタリア、オーストリアなどのヨーロッパ諸国やロシアなどで、すでに確立された治療法として認知されています。血液オゾン療法が盛んなドイツでは、この療法の専門病院があるほどスタンダードな治療です。

◎一瞬にして血液を浄化する血液オゾン療法

血液オゾン療法は、あらかじめ採取した患者さんの血液に医療用オゾンを入れ、それを点滴で再び血管に戻す治療です。オゾンによって血液を浄化し、全身の細胞を活性化して、自然治癒力を高めるのです。それによって体が細胞レベルで若返り、老化を食い止めることができます。

採取した患者さんの血液に医療用オゾンを加えると、血液が一変します。どす黒かったのが一瞬にして鮮やかな赤色に変わり、容器の底にオリのようにたまっていた老廃物がしだいになくなって、血液がサラッとしてきます。

これは、血液に酸素が供給され、活性化されたからです。二酸化炭素の多い汚れた血液は、本来なら心臓がポンプとなって循環し、きれいになって再び全身に酸素や栄養を送ります。それが一瞬にして酸素がたっぷり入った新鮮な血液に変わり、再び患者さんの血管に戻されるのです。

イギリスのエリザベス女王の母君であるエリザベス皇太后が、健康と老化予防のために定期的に血液オゾン療法を受けていたことは有名な話です。皇太后は101歳で亡くなる数カ月前まで、お元気に公務に取り組んでおられたそうです。

◎細胞を若返らせ、免疫を強化する

オゾンは、酸素分子（O2）に酸素原子（O）が結合したもので、非常に不安定な形をしています。これを血液に加えると、すぐに酸素分子（O2）と酸素原子（O）に分かれます。

酸素分子は、赤血球中に存在するヘモグロビンと結合して、ヘモグロビンを酸化ヘモグロビンに変えます。こうして酸素濃度が上がった血液は、サラサラになって流れやすくなり、全身をくまなくめぐって、酸素が不足している組織や細胞に到達します。そこで、細胞や組織に酸素を渡し、還元ヘモグロビンになります。

ヘモグロビンから酸素を受け取った細胞は、ミトコンドリアで十分にATPがつくられ

て元気になり、組織も活性化されます。これこそ、細胞からの若返りだと私は思います。

一方、酸素原子（O）は、活性の高いオゾン化物（オゾニド）に変わります。これが免疫をつかさどっている白血球に作用して、免疫に関わる数種類の「サイトカイン」という情報伝達物質を放出させます。それによって免疫細胞が増加したり活性化して、免疫が増強されるのです。

また、オゾン化物は、細胞内のカタラーゼやグルタチオンなどの抗酸化酵素を増やして、活性酸素やフリーラジカルを消去してくれます。血液オゾン療法は、酸化療法でありながら、抗酸化作用もあるのです。

血液オゾン療法で問題になるのは、オゾンの量です。もしオゾンが少しでも多すぎると、活性酸素が増えて体をさびさせてしまいます。酸化療法は、ごく微量のオゾンだからこそ効果があるのです。

このように、通常は生体に対して有害な作用を及ぼすものが、微量であれば逆によい生理的刺激作用を示すことを「ホルミシス効果」と言います。よく知られているのが、低線量の放射線が体に有用に作用する放射線のホルミシス効果です。

この療法を受けると、個人差はありますが、点滴している最中から体が温かくなってきます。そして終わったあとは頭がすっきりして、視界がクリアになります。これは、毛細血管の血流がよくなり、酸欠状態になっている脳や目の血管にしっかり酸素が届けられるからです。

◎多彩な血液オゾン療法の若返り効果

血液オゾン療法は体のすみずみまで酸素を供給することによって、次のような若返り効果をもたらします。

＊筋肉に蓄積された疲労をとり、ダメージを受けた筋肉を修復する
＊体が芯から温まり、冷え症が改善する
＊皮膚の血流がよくなって、肌が若返る
＊全身の細胞に酸素が供給されて、細胞が若返る
＊免疫力が上がって、病気になりにくい体になる

体調が悪いのに、病院で検査を受けても原因がわからない、いつもだるくてスッキリしない、冷え症で頭痛や肩こりがひどいといった不定愁訴のある方は、一度血液オゾン療法を受けてみると、その効果を実感できると思います。

また、これまでの臨床報告では、感染症、皮膚病、アレルギー、アトピー性皮膚炎、慢性関節リウマチ、動脈硬化性疾患、免疫不全などに効果があることがわかっています。

◎血液オゾン療法の進め方

血液オゾン療法は、浄化された血液が体内に戻されることによって、一瞬にして体内環境が変わります。ですから、効果もすぐに感じられます。ただし、日常生活を続けるうちに、しだいに血液が汚れてきますので、月に1回くらいの頻度で行うことをお勧めします。治療は、次の手順で行われます。

①血液の採取

採取する量は患者さんによって異なりますが、だいたい100〜150㎖です。

②血液のオゾン化

医療用オゾンを採取した血液に加えます。オゾンは、もっとも効果のある適正な量を正確に測定して使います。

③点滴

点滴で血液を体内に戻します。個人差はありますが、点滴の最中から、体がポカポカ温かくなってきます。点滴の時間は、30分ほどです。

なおこの療法も、高濃度ビタミンC点滴療法と同様に、事前にG6PD欠損症の検査を行います。

◉……最強の活性酸素を撃退する「水素ガス吸入療法」

◎組織にすみやかに浸透する水素

新しい抗酸化療法として、水素を利用する「水素療法」が注目されています。私のところでは、水素ガスを吸入する「水素ガス吸入療法」を行っています。それ以外にも、水素水を飲用したり、水素を点滴で投与する療法があります。

水素には、強い抗酸化作用があります。水素は体内で活性酸素に出合うと、活性酸素を無害の水に変え、外に排出するのです。

そのとき水素が有利なのは、きわめて分子量が小さいことです。水素（H2）は、水素原子が2つつながったものなので分子量は2ととても小さく、体内に入ったときに素早く拡散し、どんなところにも浸透します。血液にも溶け込みやすく、組織との親和性が抜群にいいのです。ちなみに、同じ抗酸化物質でも、ビタミンCの分子量は176、ビタミンEは431もあります。

分子量の小さい水素は、細胞膜を通過して細胞の中に入ることができます。細胞内のミトコンドリアは前述のようにエネルギーの元ATPをつくる細胞内小器官で、ATPをつくるときに活性酸素が発生します。水素が細胞内のミトコンドリアに到達すると、抗酸化作用を発揮します。

また、水素は脳の関所と言われる血液脳関門を通過できるので、脳にも届きます。

水素ガスを吸入すると、鼻から入った水素ガスはすみやかに呼吸器から血液の中に入り、呼吸器より上に流れやすくなります。したがって、肺、心臓、脳などの病気に効果があるとされています。これまでに慢性閉塞性肺疾患（COPD）、狭心症や心筋梗塞、脳梗塞、脳動脈瘤などに有効なことがわかっています。

一方水素水のように、口から摂取するものは消化管を通って拡散されるので、肝臓や腸などの消化器に届きやすいと言われています。

水素水は、美容や健康によいと一時期ブームになり、ドラッグストアなどでも手軽に購入できるようになりました。しかし、水素は非常に不安定な物質で、アルミパックに閉じ込めないとすぐに消失してしまいます。水素水を長く保存するのはむずかしく、市販されている水素水にどれだけ効果があるかはわかりません。その点は注意が必要だと思います。

◎血流をよくし、血管年齢を若返らせる水素ガス吸入療法

活性酸素の中には、体に有用なものと有害なものがあります。有害なものの代表が、ヒ

ドロキシルラジカルです。ヒドロキシルラジカルは非常に強力な活性酸素で、老化やがんや生活習慣病は、ほとんどこのヒドロキシルラジカルの酸化ストレスによって起きると言われています。しかし人間は、ヒドロキシルラジカルを消去する酵素を持っていません。

水素の抗酸化作用が注目される最大の理由は、この最強と言われるヒドロキシルラジカルを選択的に除去することです。それによって、さまざまな老化による病気を予防・改善できる可能性があるのです。

たとえば、動脈硬化の予防です。血管の老化を表す血管年齢は、動脈硬化の進行具合によって判断できます。

動脈硬化は、酸化されたLDLコレステロールが血管の内壁に蓄積されて進行していきます。免疫細胞のマクロファージは蓄積された酸化LDLを異物とみなし、それを排除するために血管壁に集まってきます。そして酸化LDLをお腹いっぱいになるまで貪食し、あげくのはてに破裂して、血管内壁に粥状の塊(プラーク)を形成します。これが血管壁を厚くし、血管の内腔を狭めて、動脈硬化に増悪していきます。

このように動脈硬化を進行させることから、LDLコレステロールは悪玉コレステロールと呼ばれるようになりました。しかしほんとうの悪玉は、LDLコレステロールを酸化させる活性酸素です。水素はそれをすみやかに取り除いて、血管を健康に保つのです。

水素が動脈硬化を予防したり、酸化ストレスや慢性炎症によって起きる病気を予防・改善することは、これまで多くの研究で報告されています。ただしそれらの研究は、試験管内の実験や、動物実験によるもので、人体での研究は行われていませんでした。

ところが、2016年から、慶應義塾大学病院で心停止後症候群の患者さんを対象に水素ガス吸入療法の臨床試験が始まりました。これによって一気に、水素ガス吸入療法への注目が高まったのです。現在、20の医療施設でこの臨床試験が行われており、数年後には結果がわかるそうです。水素ガス吸入療法の臨床試験は世界初であり、厚生労働省も先進医療として承認しています。

◎酸素利用度を高め、体を若々しくする

水素ガス吸入療法を行った人がいちばん実感できるのは、血流がよくなることでしょう。吸入したガスはすぐに血管の中に入り、全身をめぐります。それが末梢血管まで届けば、体が芯から温かくなります。

当院で水素ガス吸入療法を受けているTさん（60代、女性）は、若い頃から冷え症に悩まされてきました。Tさんには肺炎の既往があったため、肺の抗酸化療法として水素ガス吸入療法を勧めました。すると、末梢の動脈血の酸素飽和度（SaO2）が改善してきた

のです。水素ガス吸入療法を受ける前のTさんのSaO2は93%でしたが、水素ガス吸入療法を受けたあとは96〜97%に上昇しました。

SaO2は、動脈血に含まれているヘモグロビン色素がどれくらい酸素と結合しているかを見る数値で、酸素に結合可能なヘモグロビンに対する酸化ヘモグロビンの割合のことです。肺や呼吸器の病気で酸素を体内に取り込む力が低下すると、SaO2の数値が下がります。

若い健康な人なら、SaO2は98〜100%あり、ヘモグロビンはほとんど酸素と結合して飽和状態にあります。これが90%以下になると病的状態で、酸素を十分に全身の臓器に送れなくなっている可能性があります。

Tさんの、水素ガス吸入療法を受ける前の93%という数値は、正常域ではありますが、下限ぎりぎりです。しかしそれが上昇することで、血液中に酸素が増え、呼吸がらくになってきます。ただし、この場合のSaO2の改善は一時的なので、頻回に水素ガス吸入療法をする必要があります。それを継続することで、全身の血流がよくなり、冷え性などの不快症状が改善していきます。

加齢とともに落ちていく酸素の利用率も、こうして酸化ヘモグロビンが増えて上がれば、エネルギーがつくられやすくなって活力が増します。

水素ガス吸入療法は、高血圧、慢性疲労、目の疲れ、不眠、疲労の回復、肌質の改善などにも効果があります。

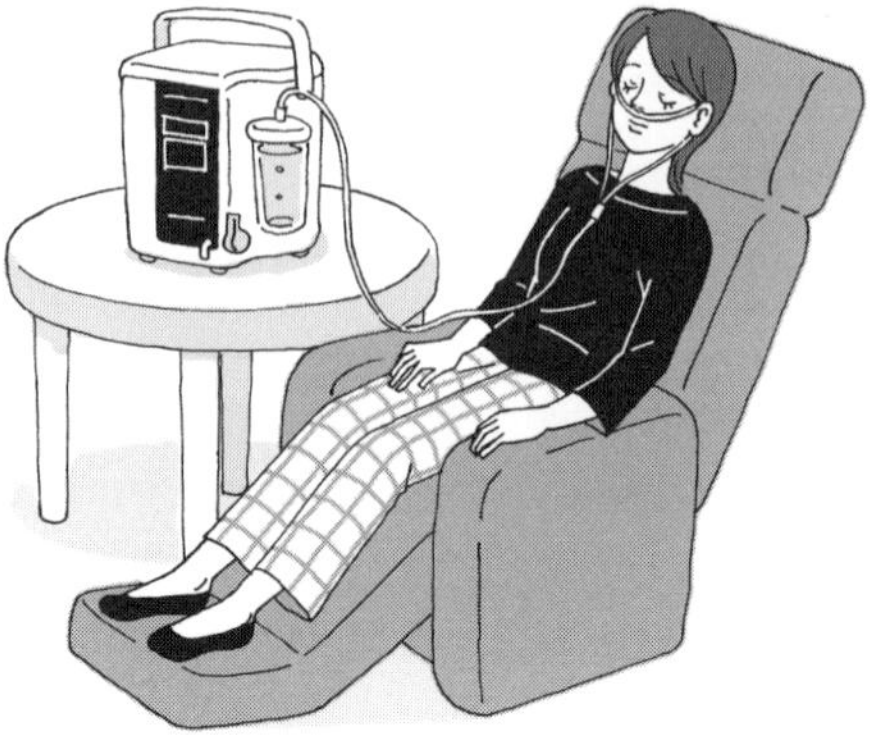
「水素ガス吸入療法」はリラックスして行う

◎水素ガス吸入療法の進め方

水素と聞くと水素爆発が連想されて、「こわい」と思う人がいるかもしれません。たしかに、酸素と水素を反応させて火をつけると爆発します。しかし水素濃度が低ければまったく心配はありません。通常の環境下では、10％以下の水素濃度なら爆発の恐れはないことがわかっています。

水素は、体内でもつくられています。腸に棲む腸内細菌はオリゴ糖や食物繊維をエサにして増殖しますが、そのとき水素がつくられるのです。ですから、水素が私たちの体に害を加えるということはまずありません。こうしたことから、水素の安全性については問題ないと考えていいでしょう。

私のところでは、6〜7・5％の濃度の水素ガス吸入療法を行っています。実際に吸入する際には、空気中の酸素が若干混じりますので、濃度はこれより少し下がります。

水素の抗酸化作用を考えると、これから大いに期待できる療法だと思います。
水素ガス吸入療法は右の図のように行います。

◉……効果を高める組み合わせ療法

私は、いままでお話ししてきた三つの療法――高濃度ビタミンC点滴療法、血液オゾン療法、水素ガス吸入療法――を中心に、次の章でご紹介する点滴や注射療法、サプリメントなどを組み合わせて、患者さんにお勧めしています。もちろん、この三つの療法は、それぞれ単独で受けても効果がありますが、他の療法と組み合わせることで、さらに効果が高まります。

私がよく勧めているのは、血液オゾン療法と水素ガス吸入療法の組み合わせです。水素分子は抗酸化作用だけでなく、酸化ストレス抑制、抗炎症、脂質代謝改善、血管拡張などの作用もあることが報告されており、血液オゾン療法の作用を補完すると同時にその効果を相乗的に高める可能性が十分に考えられるからです。

血液オゾン療法と高濃度ビタミンC点滴療法を組み合わせることもよくあります。この場合も、血液オゾン療法のあとに、高濃度ビタミンC点滴療法を行います。

3年前から、月に1度のペースでこの二つの療法を併用されているMさん（60代・女性）は、最初、仕事がハードで疲れやすいということで高濃度ビタミンC点滴療法をしていました。しかし、冷え症に悩み、途中から血液オゾン療法も併用。現在は仕事をバリバリこなし、冷え症も改善して冬も旅行に行けるようになったと喜んでいます。「もうこの治療は止められません」とは、最近のご本人の弁です。

高濃度ビタミンC点滴療法は、いろいろな療法と組み合わせやすいと思います。たとえば、低分子コラーゲンと一緒にとれば、強いコラーゲンの生成が促進されます。むしろ、別々では思うような効果は得られません。ビタミンCとコラーゲンを併用すると、本当に肌が若返る方が多く、くすみが取れて、ハリが出てきます。おかげで余計な化粧品を使わなくなったとおっしゃる人もいます。

また女性ホルモンの元になるDHEAも、ビタミンCの助けを借りてつくられます。DHEAはサプリメントがありますので、ビタミンCと一緒にとることで相乗効果が期待できます。

ご夫婦で来院されて、それぞれ別の療法を受けている方もいます。50代のSさんご夫婦は、最初、奥さまが赤ら顔と肌のくすみに悩んでいて、週1回高濃度ビタミンC点滴療法と水素ガス吸入療法、プラセンタ注射を受けておられました。3カ月ほどで肌がとてもきれいになり、しかも若々しくなりました。あまりにも奥さまがお元気になったので、「疲れてしょうがない」というご主人も来院され、血液オゾン療法と水素ガス吸入療法を3週間に1回受けておられます。ご主人も、調子がいいようです。

エイジングケアをしたいけれど、何をしたらいいのかわからないという方は、まずは肌への効果を実感しやすい高濃度ビタミンC点滴療法を試してみたらどうでしょう。効果を実感されたら、血液オゾン療法や水素ガス吸入療法を併用するのもいいでしょう。血液オゾン療法や水素ガス吸入療法は、慢性疲労や冷え症、眼精疲労などの不定愁訴によく効いて、体を中から元気づけてくれます。

三者三様の作用を組み合わせることで、さらに多様な若返り効果を実感できると思います。

【第2章】

医師が教えるアンチエイジングの多様な選択

◉……ハッピーエイジングには多方面からのアプローチが必要

前章まで、体の内側からエイジングをケアする三つのアプローチを紹介してきました。ほかにも、アンチエイジングに効果のある療法やサプリメントはたくさんあります。その中から、三つの療法を補完し、相乗効果を上げるようなものを選んでご紹介します。いずれもエビデンス（科学的根拠）があり、私自身が患者さんにお勧めして効果を感じているものです。

ご紹介するエイジングケアは、クリニックで受けられる療法と、ご自分でできるサプリメントの二つに分けてまとめてあります。サプリメントは、同じカテゴリーでもいろいろな商品が出ていますから、選ぶ際の注意事項も加えました。

これ以外にも効果のあるものはあるでしょうが、大事なことは、情報に振り回されず、ご自分に合ったものを選択することです。また、エイジングケアは、医療の一つであることを忘れないでください。

■三大療法を補助する点滴・注射療法

◉……重金属を解毒する「キレーション療法」

アンチエイジングの治療で外せないのが、キレーション療法です。キレーション療法とは、キレート作用のあるキレート剤を使って、有害な重金属を体の外に排出する療法のことです。キレートは、カニのはさみを意味するギリシャ語のキール（chele）からきた言葉です。キレート剤が重金属を排出するとき、まるでカニのはさみではさむようにグッとつかむので、キレート（キレーション）という言葉が使われるようになりました。

キレート剤に使われるのは、EDTA（エチレンジアミン四酢酸）という合成アミノ酸です。EDTAはもともと鉛中毒の治療薬でしたが、狭心症の持病のある鉛中毒患者に投与したところ、鉛中毒だけでなく狭心症まで改善したことから、心疾患の治療に使われるようになりました。アメリカでは、年間100万件もこの治療が行われているそうです。

キレーション療法には、カルシウムEDTAとマグネシウムEDTAの2種類があります。カルシウムEDTAは、有害な重金属のデトックスを目的にしたものです。EDTAの真ん中にカルシウムが入っており、カルシウムと重金属が置換されることによって、体内に蓄積された重金属を外に排出します。

有害な重金属には、有機水銀、鉛、ヒ素、カドミウム、クロム、ニッケル、タリウムなどがあります。日本人にとっていちばん問題になるのは、有機水銀でしょう。日本の近海で捕れるマグロは、大西洋などで捕れるマグロに比べると格段に水銀が多いと言われています。マグロだけでなく、キンメダイのような海の深いところに棲む魚も要注意です。

魚などからとった有機水銀は腸から吸収され、体内に蓄積されます。すると、さまざまな中毒反応やアレルギーが出てきます。とくに問題なのは、脳や中枢神経に蓄積されて、神経系に中毒作用が出ることです。

また胎盤を通して胎児にも影響するため、厚生労働省は、妊婦を対象に一部の魚の摂取量を制限しています（「魚介類に含まれる水銀の摂取に関する注意事項」平成15年11月）。水銀の重篤な健康被害は、水俣病を見ても明らかです。私がカルシウムEDTAを中心にキレーション療法を行っているのは、日本人が水銀を蓄積しやすい環境にあるからです。

一方のマグネシウムEDTAはマグネシウムを使ったキレーション療法で、金属排泄促進作用のほか、動脈硬化改善作用があります。

キレーション療法は、点滴で行います。要する時間は、1時間〜1時間半ほどです。この療法で注意しなければならないのは、重金属だけでなくミネラルなど体に必要なものまで取り除いてしまう恐れがあることです。ですから、キレーションの点滴にはビタミンやミネラルも含まれています。

また、効果を確認するために、治療の前に血液検査をして血中に含まれる栄養素や重金属の量を調べておきます。そしてワンクール（10回）が済んだら、もう一度血液チェックを行います。それによって、有機水銀などの重金属がどれくらい抜けたかわかります。

◉……アメリカ発の自然栄養量法「マイヤーズ・カクテル療法」

ビタミンやミネラルは、タンパク質や脂質や炭水化物のようにエネルギーにはなりません。しかしビタミンやミネラルがなければ、三大栄養素はうまく働かず、エネルギーもつくられません。また、体内で行われているあらゆる代謝にビタミンやミネラルが関わっており、さまざまな生理機能を調節しています。

ビタミンもミネラルも、たくさんの量は必要ありませんが、不足したり、バランスが悪くなると、体調不良の原因になります。

マイヤーズ・カクテル療法は、そのビタミンやミネラルをバランスよく補給する栄養療法です。日本ではあまり知られていませんが、自然療法が盛んなアメリカではすでにポピュラーな療法として定着しており、全米で1万人以上の医師がこの療法を取り入れているそうです。

マイヤーズ・カクテル療法が多くの人に支持されているのは、非常に幅広い健康効果があるからです。慢性疲労、倦怠感、偏頭痛発作、気管支ぜんそく、アレルギー性鼻炎、慢性副鼻腔炎、慢性蕁麻疹、線維筋痛症、こむら返りなど、原因のわからない不調や症状に、とくに効果を発揮します。

この療法を開発したのは、アメリカ・メリーランド州の開業医、ジョン・マイヤーズ医師です。マイヤーズ医師は微量ミネラルの研究者で、30年以上にわたり、ぜんそく、慢性疲労、うつ病などをビタミンやミネラルの点滴で治療してきました。それが評判になって、多くの患者が彼の病院に集まるようになりました。

ところが1984年にマイヤーズ医師が死去すると、その後、この点滴処方を行う医師はいなくなりました。困った患者さんたちや病院のスタッフが相談を持ちかけたのが、アラン・ゲイビー医師でした。ゲイビー医師はマイヤーズ医師の点滴処方を現代医学のエビデンスに基づいて検証し、再現しました。それにマイヤーズ医師の名前を冠して、マイヤーズ・カクテル療法と名付けたのです。

マイヤーズ・カクテル療法には、ビタミンB1、B2、B3、B5、B6、B12、グルタチオン、マグネシウム、カルシウムなどが入っています。これが多様な効果を示すのは、単にそれらがビタミンやミネラルの不足を補っているだけでなく、点滴で投与することによって薬理作用を発揮しているからです。

◉……免疫力をアップする「プラセンタ療法」

患者さんに人気があるのが、プラセンタ療法です。ご存知の方も多いでしょうが、プラセンタとは胎盤のことで、人や動物の胎盤から抽出したエキスを注射やサプリメントで取り入れる療法をプラセンタ療法と言います。

プラセンタエキスは医療でも使われており、1955年頃から注射薬が開発されてきました。現在、更年期障害や乳汁分泌不全、慢性肝炎の治療に「メルスモン」や「ラエンネック」といった医薬品が保険適用で使われています。

プラセンタには、細胞の新陳代謝を活性化して血行をよくし、免疫力を強化する作用がありますす。その効用は多岐にわたり、健康面でも美容面でもさまざまな効果が期待できるのです。

私の専門で言えば、更年期障害特有のいわゆる不定愁訴であるイライラや肩こり、冷え症、倦怠感や疲れ、ホットフラッシュなどにもよく効きます。美容面では、シミやシワが目立たなくなる、肌にハリやツヤが出る、美白効果が挙げられます。

胎盤は不思議な組織です。子宮内膜に1個の受精卵が着床すると、その受精卵はおよそ10カ月の間に60〜70兆個まで増殖し、胎児になります。その間、胎盤は母体と胎児をつないで、赤ちゃんを育てます。胎盤はさまざまな細胞増殖因子やサイトカインを合成し、分泌して胎児に渡しています。また、母体からの栄養成分も胎盤を通して胎児に送られ、胎児の中で生じた老廃物はすみやかに胎盤を通って回収されます。

したがって胎盤には、非常に多くの有効成分、栄養成分、活性成分が含まれています。タンパク質、脂質、糖質、ミネラル、ビタミン、アミノ酸、各種酵素や成長因子、神経細胞や上皮細胞などを増殖させる因子、繊維芽細胞増殖因子、インスリン様成長因子などです。プラセンタエキスには、こうした人の成長に必要な成分が凝縮されているのですから、体の若返りに効果がないわけがありません。

プラセンタ療法は、注射でエキスを体内に入れます。したがって、点滴療法のように時間はかかりません。手軽に受けられて、効果をすぐに実感できるのがメリットです。

治療の頻度は患者さんによりますが、最初は週に2回くらいから始めるといいでしょう。即効性があるので、疲労困憊していた方が、注射が終わってすぐに元気になることもあります。そこまでの即効性を実感できなくても、2～3回注射を打つと、何かしら効果を感じるようになります。疲れがとれる、疲れにくくなった、よく眠れるようになった、肌がしっとりしてきた、という声をよく聞きます。

薬剤自体に、副作用は報告されていません。まれに顔が赤くなる、心臓がドキドキするとおっしゃる方がいますが、一両日中に改善します。

■医師が勧める若返りのメディカルサプリ

◉……サプリメントの効果は品質で決まる

注射や点滴療法は、通院していただかなければなりませんが、自宅にいながらにしてエイジングケアができるのが、サプリメントです。

サプリメントも、アンチエイジングをうたってさまざまなものが登場しています。しかし、日本はまだアメリカのように、サプリメントがあまり社会に浸透していません。健康食品、サプリメント、栄養補助食品などの定義も曖昧で、国の規制も十分ではありません。したがって、サプリメントをめぐって問題が起きることもあります。

サプリメントと薬の大きな違いは、成分表示でしょう。薬は、どんな成分が入っているか、含有量が多い順に表示されています。ところがサプリメントは、入っている成分を含有量順に明記すればいいだけで、量そのものを明らかにする義務はありません。ですから、薬なら100mg入っているメインの成分が、サプリメントには0・1mgくらいしか入っていないというようなこともあります。それでも、含有成分として記載されますが、必要摂取量に満たなければ、あまり効果は期待できません。

また、サプリメントの製造工場は、製薬工場のようには製造・品質管理の基準が明確化されておらず、どんなプロセスでつくられているかわかりません。ですから、広告などに惑わされず、その中身をしっかり吟味する必要があります。

当然のことですが、サプリメントの効果は、素材、品質、製造工程などによって違ってきます。本来であれば薬同様に、どんな素材を使っているのか、有効成分を損なわない製造工程を経ているのか、品質管理はどのように行われているのかなど、厳しいチェックが必要なはずだと私は考えます。

そこで、患者さんに提供するサプリメントについては、次のような点を重視して選んでいます。

*成分表示をしているか
*素材は何か
*体への吸収はよいか
*添加物のない純粋なものか
*エビデンスはあるか
*安全性は確認されているか
*製造法がきちんと表記されているか

たしかな品質のサプリメントを提供することは、私たち医師の責任です。
また、サプリメントの効果はほかの療法との組み合わせによっても違ってきますから、その患者さんに合った最善の処方をアドバイスすることも大事です。

◉……若返りに必須のホルモン「DHEA」

DHEA（Dehydroepiandrosterone／デヒドロエピアンドロステロン）は、コレステロールを原料に、ビタミンCやE、亜鉛などの助けを借りながら、副腎皮質でつくられるホルモンです。副腎は腎臓の上に帽子のように乗っかっている小さな臓器で、そのまわりを厚い皮質が覆っています。

このDHEAから50種類以上のホルモンがつくられており、DHEAは「すべてのホルモンの母」と呼ばれています。DHEAからつくられる代表的なホルモンは、男性ホルモンのテストステロンや、そのテストステロンから変化する女性ホルモンのエストロゲンがあります。

DHEAは、それらのホルモンの材料になるだけでなく、DHEA自体にもさまざまな作用があります。おもなものをあげると、免疫力を高めて炎症を抑える作用、インスリンの働きを助ける作用、動脈硬化や脂質異常症を予防する作用、筋力を維持したり、筋肉の代謝を高めて体脂肪を減らす作用などです。こうしたことから、DHEAは糖尿病やメタボリックシンドローム、脂肪肝、高血圧など、生活習慣病のリスクを下げる効果があると言われています。

また、日本で行われた大規模調査で、DHEAの血中濃度が高い人ほど長寿であることがわかっています。

DHEAは、血中ではほとんど、DHEA-S（DHEA-サルフェート）の形で存在しています。DHEA-Sは小学校に入った頃から増え始め、20歳前後でピークを迎えたあとは、加齢とともに加速度的に低下していきます。70歳では、ピーク時の20％程度に減ってしまいます。

DHEAが減少すれば、男性ホルモンや女性ホルモンもつくられなくなってしまいます。閉経後の女性は、卵巣機能が止まって女性ホルモンが分泌されなくなります。ところが、60歳、70歳になっても、血中エストロゲンがそこそこある女性がいます。これは副腎が元気で、DHEAが分泌されているからです。DHEAがあれば、それを材料に女性ホルモンをつくることができます。そうなれば、閉経後に増加する骨粗しょう症や動脈硬化などを防ぐことができます。

また、DHEAは弱い男性ホルモンや女性ホルモンに転換するので、不妊治療でも注目されています。性欲を高めたり、卵胞の発育を促すことなどが期待されており、妊娠率が上がったという報告もあります。

しかしDHEAはストレスを強く受けると減ってしまいます。抗ストレスホルモン・コルチゾールが、副腎でコレステロールを材料に、ビタミンCの助けを借りてつくられるからです。DHEAも同様に、副腎でビタミンCの働きのもとに産生されるため、その供給まで働きが追いつかなくなってしまうのです。

DHEAがどのように分泌されるのか、その機序はまだ解明されていません。したがって、DHEAを増やす方法もわかっていません。いまのところ、サプリメントで補充するのがいちばん確かな方法です。

アメリカでは何年も前から、DHEAがサプリメントとして流通しています。不足したDHEAを補うことで若さが底上げされ、「奇跡の若返りサプリメント」と、大ブームになっています。日本では、DHEAを含む食品は法律上医薬品とみなされ、サプリメントとしては認められていません。DHEAは間違いなく効果のあるものですが、ホルモンですから、医師の処方によって適切に使うのが望ましいと思います。

このサプリメントは、慢性的に疲れている人、気分がうつうつとしてやる気が出ない人、肌のハリやツヤが急に落ちてきた人、シミが増えてきた人、プレッシャーやストレスに弱くなったと感じているような人に、ビタミンCと一緒にとることをお勧めしています。

◉……肌も骨も血管も若返る「コラーゲン」

コラーゲンは、美容に関心のある女性ならおなじみのものでしょう。コラーゲンのサプリメントはもちろんのこと、コラーゲン入りの化粧品や飲料、ゼリー、食品などがたくさん売られています。

コラーゲンはタンパク質の一種で、体内では細胞と細胞をつないでいる細胞間物質として存在しています。細胞がレンガだとしたら、レンガとレンガの間を埋めているセメントのようなものです。皮膚だけでなく、骨や靭帯、血管、臓器など、全身にあって組織の枠組みをつくっています。

中でもコラーゲンが多いのが皮膚です。表皮の下の真皮層は、70％がコラーゲンでできており、エラスチンとともに弾力繊維と呼ばれています。肌の弾力やハリは、このコラーゲンの量と質によって決まると言っても過言ではありません。

しかし、加齢とともにコラーゲンは減少し、コラーゲンをつくる能力も低下していきます。それに加えて、紫外線など、さまざまな外的ストレスを受けると、活性酸素が皮膚に大量に発生して、真皮のコラーゲンを傷つけます。その結果、肌のハリや弾力性が失われ、シワやたるみの原因になります。

髪にもコラーゲンは必要です。東京医科歯科大学は、老化や紫外線などの影響で毛根にある17型コラーゲンが減少すると、発毛や髪を黒くする細胞（毛包幹細胞と色素幹細胞）が維持できなくなり、薄毛や白髪になることを発見しました。この発見によって、将来新しい育毛法が見つかるかもしれません。

また、骨のコラーゲンが減少すれば骨がもろくなり、血管のコラーゲンが傷つけば、血管の弾力性が低下して血流が悪くなってしまいます。女性にとって、コラーゲンは若々しい肌や髪や骨、血管を保つために欠かせないものです。

そこで、コラーゲンが減少する40歳頃から、コラーゲンの補給が必要になってきます。そのとき、どんなコラーゲンをとるかで、効果が違ってきます。

コラーゲンは、たくさんのアミノ酸やペプチドがつながった高分子（分子量が30〜40万）の物質で、非常に吸収されにくい物質です。ですから、低分子に加工したコラーゲンをとることが大事です。低分子コラーゲンをとると、体内でペプチド結合しながら、大きなコラーゲンになっていきます。そのときにビタミンCが必要なことは、すでにお話ししたとおりです。

もう一つは、その素材です。コラーゲンには動物由来のものと、魚由来のものがあります。動物由来のものは、豚や牛が使われますが、牛は狂牛病や口蹄病の問題が起きてから使われなくなり、いまは豚皮由来のコラーゲンが大半です。魚由来のものは、皮やウロコからコラーゲンをつくります。

動物由来のものに比べると、魚由来のフィッシュコラーゲンはタンパク質が分解されやすく、消化・吸収に優れています。これは、コラーゲンの組成が動物性のものと少し違って、低い温度でコラーゲンが抽出できるからです。

また、作用面でも違いがあります。魚のウロコからつくったコラーゲンにはメチオニンというアミノ酸が含まれており、肝臓の解毒やアレルギーの予防、インスリンの分泌促進作用などがあります。

ですから私は、魚のウロコから採ったフィッシュコラーゲンを使っています。これまでの研究で、フィッシュコラーゲンには関節痛の軽減やメタボの改善、美肌効果などが認められています。

コラーゲンは錠剤や粉末や液体のものが売られていますが、なるべく添加物の少ない液体のものを選びます。また、くどいようですが、コラーゲンをとるときには、必ずビタミンCも一緒にとってください。コラーゲンはビタミンCとセットで摂取して初めて効果が出てきます。

なお、コラーゲンはがん細胞の転移を防ぐというデータもあります。コラーゲンががん細胞のまわりにまとわりついて、転移しにくくさせるようです。

◉……強力な抗酸化物質「アスタキサンチン」

アスタキサンチンは、天然の赤い色素であるカロテノイドの一種です。同じカロテノイドの仲間に、人参やカボチャに含まれるβ-カロテンや、トマトのリコピンがあります。アスタキサンチンには非常に強い抗酸化力があり、その効力はβ-カロテンの約5倍、ビタミンEの500〜1000倍とも言われています。

アスタキサンチンが最初に発見されたのは、ロブスターからでした。アスタキサンチンという名前にも、ロブスターの属名アスタクス（Astacus）が使われています。

しかし、同じ成分がサケにも含まれていることがわかり、アスタキサンチンが一気に身近なものになりました。サケなら、日本人が昔からご飯の友として食べている魚です。

サケが、じつは白い魚だとご存知でしたか。川の上流で卵から孵ったサケは海に出て、オキアミや甲殻類などを食べて育ちます。これらはアスタキサンチンを多く含む藻を食べるため食物連鎖でサケに渡り、白かった身が赤く変色するのです。アスタキサンチンを含むカロテノイドは、植物由来の化学物質「ファイトケミカル」の一種で、もともと動物の体内ではつくることができません。サケやエビやカニは、藻やオキアミなどがつくったアスタキサンチンを、体内にため込んでいるだけなのです。

成長したサケは、アスタキサンチンを筋肉にため込み、川を遡上して生まれ故郷の河川の上流まで戻ります。そこで最後の力を振り絞って産卵し、力尽きて一生を終えます。サケの赤い色は卵に移り、サケは元の白い魚に戻って息絶えるのです。

サケがこうした過酷な一生をまっとうできるのは、アスタキサンチンのパワーによるものです。川を遡上している間、サケは強烈な紫外線にさらされ続けています。その紫外線から発生する大量の活性酸素から体を守り、激しい運動による疲れやストレスを乗り越え、目的地にたどり着くまでのエネルギーを温存できるのは、アスタキサンチンの力にほかなりません。このアスタキサンチンのパワーは、産卵後、卵のイクラに受け継がれます。イクラはアスタキサンチンに守られて、孵化することができるのです。

このように、アスタキサンチンの抗酸化力は強力なのです。

アスタキサンチンには、抗炎症、動脈硬化の抑制、ストレスの抑制、糖尿病予防、発がんの抑制、免疫の向上などのほか、目、脳、筋肉、肝臓、精子、皮膚などの機能を高めることが明らかになっています。脳の関所である血液脳関門を通過できるので、脳や目にも働きかけることができるのです。

近年、アスタキサンチンがヘマトコッカス藻という藻から大量生産できるようになりました。

エビやカニは甲殻類アレルギーを引き起こしますが、藻でつくられたアスタキサンチンなら、アレルギーを起こす心配はなく、安心です。

◉……寿命を延ばす？「レスベラトロール」

フレンチパラドックスという仮説で、すっかり赤ワインが有名になりましたが、その赤ワインに含まれる抗酸化物質がポリフェノールです。

フレンチパラドックスをおさらいすると、こういうことです。フランス人は相対的に喫煙率が高く、肉やバターの多い食事をしているのに、心筋梗塞や狭心症のような虚血性心疾患にかかる人が比較的少ない。この逆説的な観察に基づいて、フランス人の食習慣が虚血性心疾患のリスクを緩和しているのではないかという仮説が生まれました。そこから浮上したのが、フランス人がよく飲んでいる赤ワインです。

以来、世界中に赤ワインブームが起きました。その赤ワインに含まれるポリフェノールのひとつが、レスベラトロールです。

レスベラトロールは、化学構造から、トランス型と呼ばれるトランス・レスベラトロールと、シス型と呼ばれるシス・レスベラトロールがあります。トランス型は安定した分子構造を持ち、体内に吸収されやすいので、これまでのレスベラトロールの研究は、もっぱらトランス型で行われています。

レスベラトロールは、体内では抗酸化作用のほかに、がんの増殖を抑制したり、がんのアポトーシス（自然死）を誘発する抗がん作用、炎症を抑える作用、動脈硬化などの心疾患を抑える作用、血小板の凝集を抑制して血液をサラサラにする作用、脂肪の産生を抑えたり燃焼を促す作用などがあることがわかっています。これらの作用は、まさにフレンチパラドックスの赤ワイン効果を実証するものです。

また肌の弾力やうるおい（角質水分量）を改善させる働きもあることが報告されています。

最近、レスベラトロールが長寿にも関わっているのではないかと言われています。レスベラトロールが、細胞の老化を遅らせる働きのある「サーチュイン遺伝子」のスイッチをオンにして、老化を抑制しているのではないかという説があるのです。

サーチュイン遺伝子は、ふだんは働いていませんが、カロリーを抑えたり空腹状態にな

サプリメントでとれる、アンチエイジングに大切な物質

DHEA	すべてのホルモンの母で、女性ホルモンの元となる。糖尿病、脂肪肝、高血圧など生活習慣病のリスクを下げる効果があると言われている。
フィッシュコラーゲン	アンチエイジング、美肌効果などが認められる。魚由来の液状のものを推奨。ビタミンCとともに摂取する。関節の痛みに効果が期待できる。
アスタキサンチン	ヘマトコッカス藻から大量につくられる。カロテノイド類の一種で、強い抗酸化、抗炎症作用を持つ。
レスベラトロール	赤ワインに含まれる抗酸化物質、ポリフェノールの一種。抗がん作用、抗炎症作用のほか、血液をサラサラにする、脂肪燃焼作用などがある。
アルファリポ酸	強い抗酸化作用があり、フリーラジカルをすばやく中和。脳、血液、心臓、肝臓の臓器の細胞ダメージを防ぐ。ビタミンC、ビタミンE、グルタチオンを再生する。
プラセンタ	胎盤からの抽出エキス。美白、保湿、コラーゲン生成、抗アレルギー作用、抗酸化作用といった美肌効果があり、更年期障害にも効果がある。

るとスイッチが入って活性化します。すると、染色体の末端についているテロメアという部分の分裂が止まり、それ以上テロメアが短くなるのを抑えます。このテロメアが一定まで短くなり、染色体を保護できなくなると、細胞分裂が止まります。一度分裂をやめた細胞は、二度と分裂を再開することはありません。このように、細胞が細胞分裂をやめてしまい、細胞としての機能を果たさなくなることを細胞老化と言います。

この細胞老化を防ぐのがサーチュイン遺伝子です。

動物の多くは、カロリー制限すると寿命が延びるそうです。１９９９年にサーチュイン遺伝子を発見した米マサチューセッツ

工科大学のレオナルド・ガレンテ博士は、「飢餓状態では、子孫を残すために次の食料が得られるまでは、若さを保たなければならない。そのため老化が抑制されるのではないか」と推察しています。

もし、レスベラトロールによって、カロリー制限をしたり空腹状態にならなくても、サーチュイン遺伝子を活性化できるとすれば、画期的なことです。実際に、マウスにレスベラトロールを投与すると、カロリー制限していないのにサーチュイン遺伝子が活性化し、寿命が延びたという論文も発表されています。

しかし、まだサーチュイン遺伝子とレスベラトロールの関係がはっきり実証されたわけではありません。間接的には効果があるようですが、もう少し経緯を見守る必要がありそうです。

レスベラトロールは、ブドウの果皮や赤ワイン、ピーナッツのうす皮、イタドリ、インドネシア原産の樹木メリンジョ、インドの樹木インドキノキなどに含まれています。インドキノキは、インドの伝承医学、アーユルヴェーダで古くから使われている植物です。

海外では、イタドリからとったレスベラトロールが安価で売られています。しかし日本では、イタドリの根茎抽出物が漢方薬に使われており、医薬品に含まれるため、サプリメントには使用が認められていません。私のところでは、トランス・レスベラトロールを豊富に含むインドキノキからとったレスベラトロールを使用しています。

◉……いつから始める？　あなたのエイジングケア

よく、エイジングケアはいくつぐらいから始めたらいいかと患者さんに質問されることがあります。何歳から始めるかは人それぞれですが、シミやシワはできてしまうと修復するのに時間がかかります。場合によっては、あまり効果がないこともあります。ですから、手遅れにならないうちになるべく早くから、「抗老化のための治療」を考えていただきたいと思います。

アンチエイジング美容の中心は、いまや20代、30代の若い世代に移りつつあります。予防の意味も兼ねて早くからエイジングに備えておくのはいいことだと思います。若さのホルモンである成長ホルモンは、10代の後半から20歳くらいにかけて分泌がピークになり、あとは減る一方です。20歳を過ぎると、人はどんどん老化に向かっていくということです。

ですから20代になったら、そろそろ内側からのエイジングケアを考えてもいいのではないでしょうか。それが、40代以降の若さの維持につながります。たとえば、カルシウムを意識的にとって最大骨量（ピーク・ボーン・マス）を高めておけば、閉経以降の骨粗しょう症を防げます。運動をして筋力を衰えさせないようにすれば、何歳になっても自分の足で歩けます。これも、大事なエイジングケアです。

そして、経済的にも精神的にも余裕が出てきたら、本格的なエイジングケアに取り組みましょう。高濃度ビタミンC点滴療法や水素ガス吸入療法で低下している抗酸化力を上げたり、血液オゾン療法で酸素を補給すれば、体の中から若返ってきます。

私は、更年期が始まる前の40歳くらいから、そろそろこのような積極的なエイジングケアも始めたらどうかとアドバイスしています。

がんも生活習慣病も、40歳くらいからリスクが高くなります。積極的なエイジングケアは、加齢とともに増える病気の予防にもなります。

美容外科などの見た目のエイジングケアは、それよりもっと遅くてもいいのではないでしょうか。内側からまずアプローチして、だんだん年齢に勝てなくなってきたら、外側からのアンチエイジングを考える。シワやたるみをとる美容手術は、50歳を過ぎてからでも遅くはありません。

【第3章】

本当の若さはカラダの内側からつくられる

◉……私が目指す、10歳以上の若返り

私たちのまわりには、60歳、70歳を超えてもなお若々しい人や、まだ40～50代なのに、年齢以上に老けて見える人がいます。同窓会や同級会に行くと、それが実感できます。何年ぶりかで再会した同級生の中には、同じ年とは思えないくらい若々しい人もいれば、昔の面影もないくらい、老けこんでしまった人もいます。この差はどこから生まれるのだろうかと、老年学の研究者でなくても、興味を覚えます。

人には、暦上の年齢「暦年齢」と、生物としての年齢「生理的年齢」があります。暦上の年齢は、生まれた年に基づき、同じ年に生まれた人はみな同じ年齢です。

それに対して、生理的年齢は人によって違います。骨や歯や筋肉の発育、成長、老化のしかたが人によって異なるからです。最近では、肌年齢、骨年齢、筋肉年齢、血管年齢などが医学的に測れるようになって、幸か不幸か、自分の生理的年齢を知ることができるようになりました。

生理的年齢は、体質などの遺伝的な要素もありますが、食事や運動、働き方、睡眠など、生活習慣の影響も強く受けます。ですから、いやでも個人差が大きくなります。

しかも、その個人差は、加齢とともに開いていきます。20代の頃は、どの人もみんな若いので、暦年齢と生理的年齢にそれほど差はありません。ところが、50代、60代、70代と、年をとるにつれてその差は大きくなっていきます。

あるデータによると、暦年齢と生理的年齢の差は、25歳のときは4歳程度しかありませんが、85歳にもなると10歳ほどの差が見られることもあるそうです。つまり85歳で75歳の体をしている人がいる一方で、95歳の体になってしまった人もいるということです。当然、体が若々しい人は見た目も若々しいし、体が年とっている人は見た目も老けて見えるでしょう。

このことからわかるのは、若い頃からエイジングケアをしていれば、年をとってもどんどん若返ることができる、ということです。

私が目指しているのは、少なくとも10歳以上の若返りです。それは、いまの医療をもってすれば、十分可能です。アンチエイジング医療は近年急速に進歩しており、だれでも手軽に、若返りにトライできるようになりました。

女性が若返って美しくなれば、家庭も社会も明るくなります。アンチエイジング医療は、だれもが幸せになるための医療だと私は思っています。

◉……老化は治療できる時代になった

一方の暦年齢も、大きな変化を遂げてきました。皆さんもご承知のとおり、日本人の平均寿命は年々延びています。「人生50年」という言葉がありましたが、日本人の平均寿命が50歳を超えたのは戦後のことで、それまでは長いこと、50歳にも届きませんでした。しかし終戦からわずか70年の間に、日本人は30年も寿命が延びたのです。

寿命が延びているのは、日本だけではありません。アメリカの平均寿命も、200年あまりの間に50歳ほど延びています。このままいけば、2050年までに平均寿命は120～150歳まで延びるのではないかと、アメリカの多くのアンチエイジング学者は考えているそうです。

寿命の延びに、多大な貢献をしているのが医療です。昔はペストやコレラやスペイン風邪などの感染症で、世界規模で多くの人が亡くなりました。過去に猛威を振るったそれらの感染症は、ワクチンや抗生物質の開発でいまや完全に撲滅され、過去の病気になったと言ってもいいでしょう。

将来において新たな感染症が生まれる危険もありますが、近年はインフルエンザが世界規模で流行ることもなく、パンデミックに至るような感染症は起きていません。

また、老化にともなう病気も治せる時代になりました。たとえば、関節リウマチ、骨粗しょう症、高血圧、白内障などは、100年前なら病気ではなく、老化現象とみなされていました。それがいまや疾病として当然のように治療が施されています。関節の痛みや骨折が減れば、確実に老年期の生活の質は向上して、寿命が延びます。こうした病気の治療で、10歳若返ることは可能でしょう。さらに積極的にアンチエイジングをすれば、少なくとももう10歳以上は若返るはずです。

こうしたことから、老化に対する考え方も変わりつつあります。これまで、老化は生理現象であり、人の力でくい止めることはできないと思われてきました。老化は、あらかじめ人体にプログラミングされており、あらがうことはできないもの、と考えられていたのです。それは生や死と同じく、神の領域にあったのです。

しかしいま、老化が人体にとって有害で悪い影響を与えるものなら、それ自体が病気である、と考える研究者が増えています。そして老化が病気なら、骨粗しょう症や高血圧や白内障のように、治療によって治せる可能性があるのです。

実際に、こうした老化による病気の治療は、目覚ましく進歩しています。たとえば、アメリカで多い死因であるがん、心疾患、脳卒中を見てみると、がん患者の5年生存率はここ数十年で大きく伸びており、心疾患や脳卒中の患者の割合も減っています。それだけ老化にともなう病気にかかるリスクは低下しているのです。

◉……老化とがんは表裏一体

三大死因の一つである、がん。いまや日本は、国民の2分の1ががんになり、3分の1ががんで死亡する時代と言われています。欧米では軒並みがんによる死亡率が減っており、先進国で増え続けているのは日本だけです。

その原因の一つには、がん検診の受診率の低さもあります。私の専門の子宮頸がんの受診率で言えば、日本は先進国の中でもっとも低く、アメリカでは85％くらいあるのに、日本はその半分の42％前後にとどまっています（OECD調査「OECD Health Data 2015, Nov 2015.」より）。その後も、あまり伸びていません。

しかしそれだけではありません。急激に進んだ高齢化が、がん死を増やしているのです。がんの発症や進行のおもな原因は、酸化ストレスによるDNAの損傷や細胞膜の障害により、細胞ががん化していくことです。

加齢とともに体の細胞が老化すると、遺伝子情報の本体であるDNAが傷つきやすくなります。人体にはそれを修復するシステムが備わっているのですが、加齢によって修復システムにも狂いが生じ、細胞が無秩序に増殖するようになります。それががん化するという過程をたどるのです。

つまりがんの原因は、細胞の老化と非常に似ているということです。

一部のものを除いて、がんは老化と無関係ではありません。むしろ、老化ががん発症の原因であり、両者は表裏一体と考えるべきでしょう。

人体の老化への道筋を見ても、「若返りのホルモン」として注目されている成長ホルモンは、15〜20歳をピークにだんだん減少します。個人差は大きいのですが、40歳くらいになるとピーク時の30％くらいまで低下するという説もあります。また、酸化ストレスに対抗する抗酸化力や、がんなどの病気から自分の体を守る免疫力は、40歳頃から低下していきます。

このように、40歳頃を節目に、人は老化の坂を下り始めます。それは、がんの発症に一直線に近づいていくということでもあるのです。

国立がん研究センターのデータを見ると、それを裏付けるように2014年のがんの罹患率は40歳以降、2016年の死亡率は55歳以降と、加齢とともに上昇しています（次ページ【図1】【図2】参照）。がんは確実に、老化とともに増えているのです。

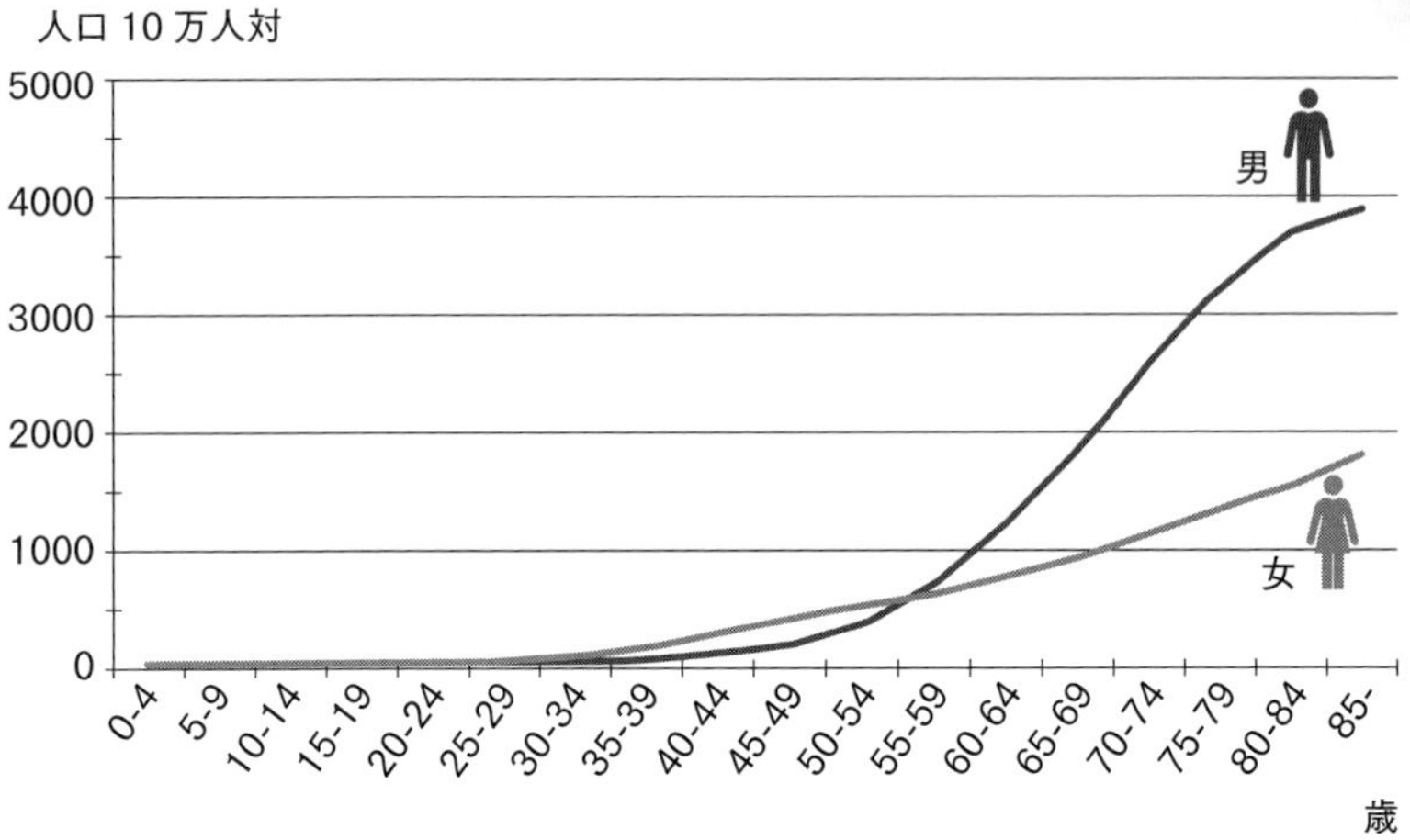

【図1】 年齢別がん罹患率の変化（2014年）

資料・国立がん研究センターがん対策情報センター

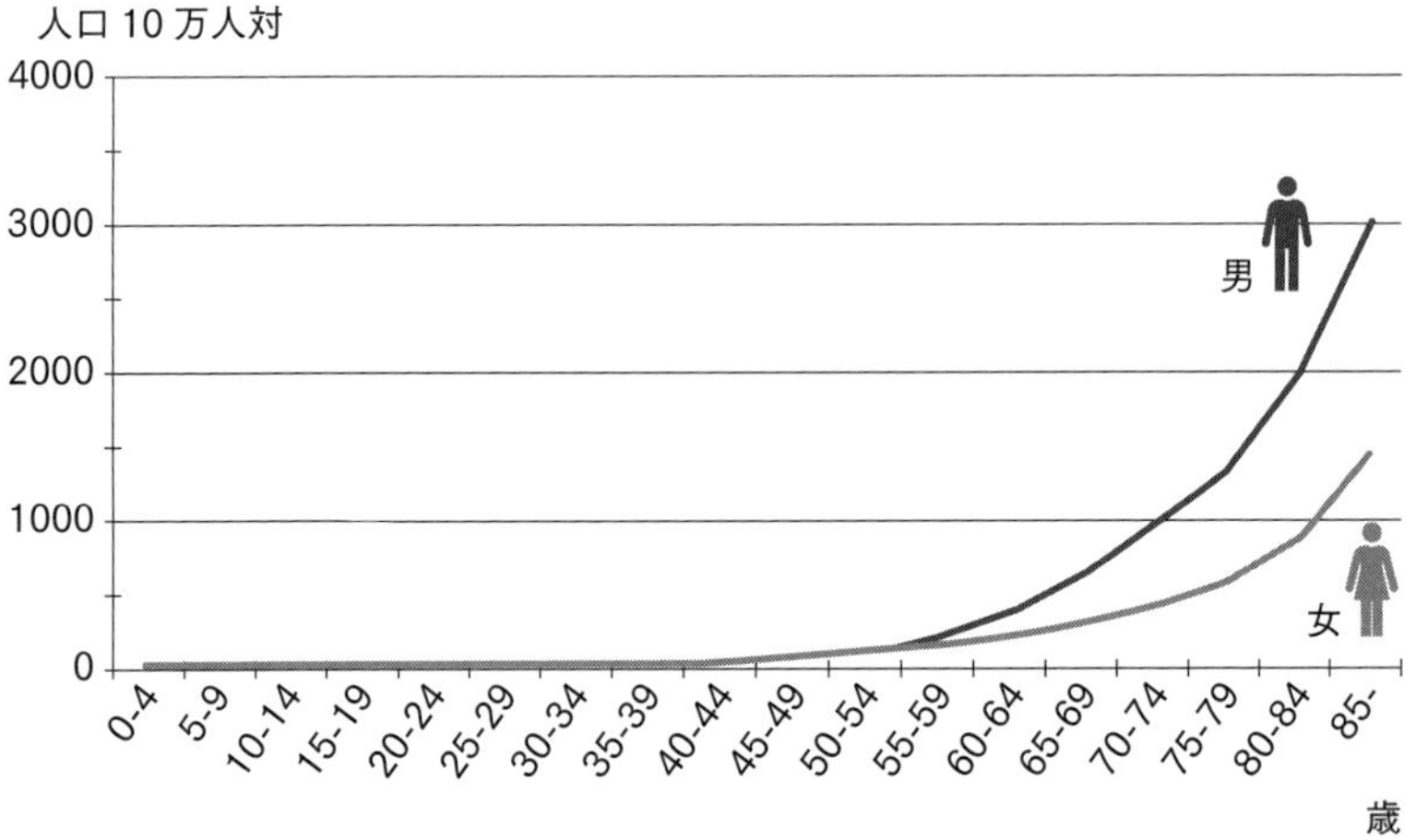

【図2】 年齢別がん死亡率の変化（2016年）

資料・国立がん研究センターがん対策情報センター

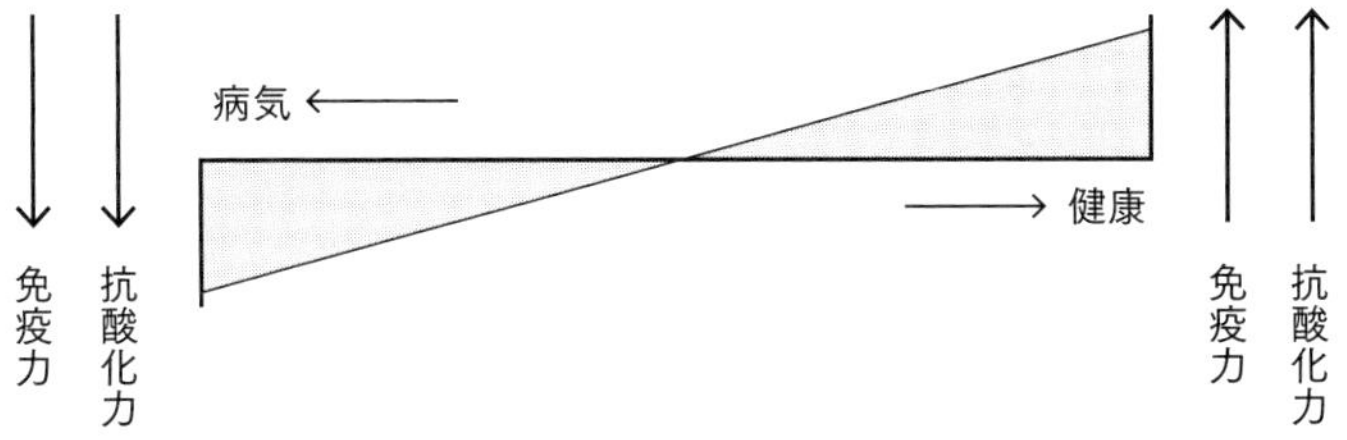

健康と病気の境目は判然としない

健康と病気の境目は、判然とはしていません。がんが体内に潜んでいても、それが顕在化するには時間がかかります。しかし確実に言えるのは、抗酸化力や免疫力が低下するほど、人は老化し、がん（病気）に近づいていくということです。反対に、それらが高くなるほど健康になり、若々しくなっていきます。

老化を遅らせるということは、がんの発症リスクを抑えることでもあるのです。

◉……老化を促進させる酸化ストレス

先ほど紹介した、「老化はあらかじめプログラムされている」という説に基づくなら、若返りも老化の阻止も、不可能です。

しかし一方で、老化はフリーラジカルによって促進されるという「老化のフリーラジカル説」が、いまも多くの学者や研究者に支持されています。

この説は、フリーラジカルという非常に不安定な原子（分子）が他の原子（分子）を攻撃して、老化を促進させるというものです。この説を提唱したのは、アメリカのデナム・ハーマン博士という老化学の研究者です。ハーマン博士は、抗酸化物質によって老化を遅らせることができれば、人は１００歳まで生きられると確信していました。ところがご本人は、残念なことに、その一歩手前の98歳でこの世を去りました。しかし、90代半ばまで大学のオフィスに通って研究を続けていたという博士は、私に言わせれば間違いなく「ごきげんさん」の一人で、見事な人生をまっとうされた方だと思います。

少しむずかしい話になりますが、フリーラジカルがどのようなものか、簡単に説明しましょう。興味のない方は、ここは飛ばして先にお進みいただいても支障はありません。

私たちの体を構成している細胞は分子の集まりで、分子はさらに複数の原子から成り立っています。この物質のもっとも小さい単位である原子は、中心に原子核があり、まわりの軌道を電子が回っています。電子は軌道上で対になっていればエネルギー的に安定していますが、対になっていない場合（これを不対電子といいます）、他の原子から電子を奪って安定しようとします。このとき、電子を奪われた物質は「酸化」され、電子を奪った物質は「還元」されたことになります。

この不対電子を持つ、ラジカル（過激）な原子がフリーラジカルです。フリーラジカルによって電子を奪われた原子は、今度は自分が不安定になり、別の原子から電子を奪うという、酸化の連鎖が続くことになります。

フリーラジカルと活性酸素はよく混同されますが、厳密に言えば、両者は同じものではありません。活性酸素の中には、不対電子を持つものと持たないものがあるからです。

しかし、フリーラジカルも活性酸素も、酸化によって生体を傷つけるという点では同じです。電子を奪うことも、酸素を与えることも、相手を酸化させることだからです。

◉……現代は活性酸素だらけ

ここからは、活性酸素にしぼって話を進めていきましょう。

老化を引き起こす悪者と見られがちな活性酸素ですが、反面、体にとって必要な物質でもあるのです。

私たちの体には、細菌やウイルスのような病原体から体を守るシステムが備わっています。これが「免疫」と呼ばれる体の防御機能で、体内に入ってきた細菌やウイルス、発生したがん細胞などを見つけて、排除してくれます。

免疫を担う細胞は、おもに白血球です。白血球はこれらの異物を見つけると、それを排除しようと攻撃にかかります。そのとき武器になるのが、活性酸素です。活性酸素は、その強い毒性で細菌やウイルスやがん細胞を殺してしまうのです。

この必要不可欠な活性酸素はまた、人を老化に追いやる厄介なものでもあります。では、どうすれば最善の結果を得られるのでしょう。カギは、この活性酸素をいかにコントロールするか、というところにあります。

いまのように科学が進歩しておらず、もっと自然に即した生活をしていた時代、人は活性酸素を適正にコントロールできていました。私たちの体には、余分な活性酸素を消去する物質があり、バランスがうまく保たれていたのです。それは、スーパーオキシド・ジスムターゼ（SOD）、カタラーゼ、グルタチオンペルオキシダーゼといった抗酸化酵素や、ビタミンA、C、E、各種ミネラル、グルタチオン、コエンザイムQ10、ポリフェノールなどの抗酸化物質です。これらが余分な活性酸素の毒を消し、酸化ストレスが起きないように、体を守っていたのです。

◉……40歳を過ぎたら体はどんどん老化していく

ところが、抗酸化酵素は加齢とともに減少し、40歳を過ぎる頃にはピーク時である20代の半分くらいに減ってしまいます。その一方で、環境の悪化や生活習慣、長寿などによって、体内の活性酸素は増え続けています。

このように、活性酸素が過剰に生成されているのに、それに対抗する酵素が減り続ければ、生体の酸化反応と抗酸化機能のバランスが崩れてしまいます。その結果、体が強い酸化ストレスを受けるようになったのです。

とくに問題なのは、47ページで説明したヒドロキシルラジカルという、非常に強力な活性酸素です。これは、同様に体内で産生されるスーパーオキシドという活性酸素の数十倍もの酸化力を持ち、しかも、人の体内にはこの活性酸素を消去する酵素がないのです。

こうした活性酸素のターゲットになるのは、脂質、タンパク質、核酸、糖など、生体のあらゆる成分です。とくに脂質は酸化されやすく、コレステロールの中でも、「悪玉」と呼ばれるLDLコレステロールが酸化されれば、動脈硬化が進行していきます。

また、細胞膜を構成しているリン脂質が酸化されれば、細胞膜が傷ついて細胞や組織が破壊されていきます。さらに、活性酸素はDNAを傷つけて、細胞をがん化することがわかっています。

日本人の三大死因は、つい最近までがん、心疾患、脳血管疾患でした。心疾患、脳血管障害は動脈硬化が関係していますから、がんと合わせれば三大死因のいずれもが、活性酸素によって引き起こされています。

活性酸素は、組織や細胞を攻撃して老化を進行させ、がんや動脈硬化だけでなく、さまざまな病気を発症させます。抗酸化物質の補充は、高齢になるほど必要になってきます。そこで、活性酸素を消去する抗酸化物質を食べものによって補おうとするようになりました。けれどそれだけでは本当に効果的な抗老化にならないことは、これまでお伝えしてきたとおりです。

◉……酸化（サビ）を浄化する三つの柱

その1——酸化ストレスを消す

私が体の内側からの若返りを考えるようになったのは、どんなに若返り効果のあるものでも、肌につけたり、飲んだりするだけでは足りないからでした。第1章でお伝えしたようにビタミンCやコラーゲンは、経口でとっても腸から吸収されにくく、また皮膚につけてもほとんど吸収されません。つけたり飲んだりする、表面だけのエイジングケアでは、あまり効果がないのです。

体に効かせるためには、血液の中に入って、末端の細胞までその成分を届けることです。

経口の場合は、腸から吸収されて血管の中に入ることが大事です。皮膚につける場合は、基底層を通って、その下の真皮まで届かないと、血管の中に入っていきません。血管の中に入って初めて、その成分が全身をめぐり、細胞に届けられて効果を発揮するのです。

気休めではなく、本当に効果のあるエイジングケアをするには、もっと体の内側に積極的に働きかけて、細胞レベルから若返らなければなりません。そこまでコラーゲンやビタミンCを届けるには、どうしたらいいのか。これが、私が内側からのアンチエイジングを考えるようになったきっかけです。

結論から言えば、老化を病気ととらえる考えに私は賛成です。そして老化に対し、医療的アプローチをすることが必要だと考えています。私が行っているエイジングケアの目的は、老化やさまざまな疾病の根本原因である活性酸素や慢性炎症を防いで、免疫力を上げること。それが、健康増進に役立ち、内側からの若返りにつながるのです。

酸化ストレスを小さくするための大きな柱。それが抗酸化物質の直接投与、すなわち前出の高濃度ビタミンC点滴療法を中心にしたエイジングケアです。そのほか抗酸化療法にはいろいろなものがありますが、活性酸素へのアプローチの仕方は抗酸化物質によって違います。ですから、いろいろな抗酸化物質を組み合わせることで、体の抗酸化力を高めていきます。

その2――慢性炎症を抑制する

最近になって、慢性炎症がさまざまな病気に関わっていることがわかってきました。よく知られているのが、ピロリ菌と胃がん、B型肝炎やC型肝炎のウイルスと肝臓がんの関係です。子宮頸がんも、ヒトパピローマウイルス（以下HPV）の感染が関係しており、患者さんの90％以上から、HPVが検出されています。

ウイルスや細菌に感染すると、炎症を起こします。それが急性炎症であれば、炎症の症状が出て、熱が出たり患部が腫れたりします。

ところが慢性炎症では、急性炎症のような症状はありません。症状はありませんが、軽い炎症は慢性的に続いており、本人も気づかないうちに老化やがんがジワジワと進行していきます。

そもそも炎症は、生体防御反応の一つです。ウイルスや細菌に感染したり、がん細胞があると、それを排除しようとして免疫システムが動き出します。感染部位から「炎症性サイトカイン」と呼ばれる物質が出て、免疫細胞に信号を送り、免疫細胞を患部に集めます。集まった免疫細胞は活性酸素を放出して、異物（細菌やウイルス、がん細胞など）を攻撃します。その闘っている状態が、炎症反応として現れるのです。

急性炎症なら、異物が取り除かれれば、そこに傷ついた組織を修復する繊維芽細胞が集まってきて、組織や血管を元どおりに治します。ところが、この免疫システムに異常が起き、炎症にブレーキがかからなくなると、慢性的に炎症が続いて免疫細胞が活性酸素を出し続けます。それが周囲の組織を破壊し続け、さらにDNAを傷つけて、老化や発がんを促進するのです。

がんや老化だけでなく、動脈硬化、糖尿病、肥満、メタボリックシンドローム、関節リウマチ、認知症、慢性閉塞性肺疾患（COPD）など、多くの慢性病に慢性炎症が関係していると言われています。

慢性炎症は、酸化と深い関係があります。炎症があれば、活性酸素が出続けて組織を破壊します。また逆に、活性酸素が慢性炎症を悪化させたり、長引かせることもあります。つまり慢性炎症と活性酸素は、互いに増幅し合って組織を壊し続けているのです。

組織や細胞が壊れたり傷ついたりすれば、それだけ老化は早く進みます。アメリカで行われた研究では、慢性炎症を起こしているマウスの炎症を止めたところ、そのマウスは非常に健康になって長生きしたそうです。ですから、まず慢性炎症を起こさないことです。そのために、ビタミンCを定期的に摂取することが重要です。

ちなみに100歳を超えても健康な人は、炎症マーカーであるCRP値が低いそうです。

その3――免疫力を上げる

加齢とともに、免疫力は低下していきます。風邪をひきやすくなったり、体調を崩しやすくなったり、疲れがなかなか取れなくなったりするのは、免疫力が低下してきたからです。老化もがんも、免疫力が深く関わっています。

健康な人でも、体内では毎日がんの芽が数千個も生まれているそうです。それでも、がんになる人とならない人がいるのは、その人の持つ免疫力が違うからです。

子宮頸がんも、免疫力が高ければ発症することはないでしょう。

子宮頸がんの原因となるＨＰＶは乳頭腫というイボのウイルスで、比較的どこにでもある、ありふれたウイルスです。その中の８つのタイプが悪さをして、子宮頸がんを発症させます。

女性は生涯のうちで一説には80％の人がこのウイルスに感染するとされていますが、多くは本人も知らないうちに治っています。それは免疫によって、自然にウイルスが排除されているからです。一方で、排除されない人もいます。その違いは、やはり免疫力の差にあります。免疫がきちんと働いていれば、病原体は排除されるのです。こうしたウイルス性のがんにならないためにも、免疫力のアップは重要です。

免疫は、小学生くらいの頃がいちばん強く、40歳を過ぎる頃から、坂道を転がるように低下していきます。それとともに老化が進み、老化による病気が増えていきます。

酸化、炎症、免疫。この三つは、相互に関係しあっています。ですから、免疫力を上げるには、体内の慢性炎症を抑えたり、酸化ストレスを減らすことが大事です。私が行っているエイジングケアは、それらに十分対応できるものです。

◉……体が元気でなければ気持ちも若返らない

半世紀くらい前の話になりますが、まだ健在だった私の父にこんなことを言われたのを覚えています。「いま、精神文明と物質文明が乖離しているけれど、これからますますその傾向が強くなるのではないか」。まだ若かった私は、当時、その言葉の意味を深く考えることはありませんでした。しかし当時の父と同じ世代になり、ようやく父の言わんとすることがわかってきた気がします。

精神文明と物質文明は、アンチエイジングでは心と体の問題に置き換えられます。心と体がかけ離れていたり、どちらか一方ばかりを重視していたら、アンチエイジングはうまくいきません。心と体のバランスがうまく取れて初めて、その効果は現れるのだと思います。

体は、表面と内面に分けられます。表面というのは、簡単に言えば見た目のこと。肌ツヤやシワやくすみだけでなく、表情や雰囲気なども年齢を表します。一方、内面とは、血管や骨や筋肉など、体の内部の若々しさです。こうした臓器の機能が若ければ、それは当然、見た目にも影響してきます。

若返りには、心、体の表面、それに内面の三つが関係しています。この三つがバランスよく、よい状態に高められることで、より質の高い人生をまっとうできるのだと思います。たとえば、見た目は60代なのに、うわべだけ20代のような若作りをしていたら、おかしいですね。まわりから「年寄りの冷や水」と、言われかねません。心も体の表面も内面も同じように若々しくあることがアンチエイジングですし、それが幸せに年齢を重ねる「ハッピーエイジング」でもあると思います。

しかし、実際に心と体のバランスを上手に保つことは、それほど簡単ではありません。とくに気持ちを若く保つことは、むずかしいと思います。よく、「プラス思考」とか「ポジティブシンキング」という言葉が使われますが、だれもがつねに前向きで明るい精神状態を保っていられるわけではありません。心は目に見えないものだけに、体よりコントロールしにくいと思います。

それに対して、体は正直です。足りないものを補充してやれば元気になるし、きちんと手入れをすればそれに応えて生き生きと輝きます。そして、体が元気になれば、それが心に還元されます。「心身一如」という言葉があるように、心と体は一体で、相互に影響しあっています。ですから体が若くなれば、心も自然に若返ってくると私は思います。

◉……医療だからできること

私たち医師ができることは、体にアプローチすることです。私は、体が若くないと、ほんとうの意味で元気になれないと思っています。腰やひざが痛かったり、骨や筋力が弱かったら、人に会ったり、どこかに出かけたりするのも億劫になるでしょう。

高濃度ビタミンC点滴療法や血液オゾン療法をして体が若返ると、気持ちも若返ってきます。たとえば、いつも目が疲れて視界がクリアではなかった人が、血液オゾン療法を受けて遠くまでクリアに見えるようになると、まるで世界がひらけたように、気持ちが明るくなります。このような自覚できる変化は非常に大事です。

気の持ちようだけでは、若返りはできません。女性の場合は、なおさらです。体が衰えて、いままでできたことができなくなれば、自分に対する自信を失って気持ちも沈んできます。そんな状態で心だけ若々しく、などと踏ん張るのでは、単なる根性論になってしまいます。

それよりも、気持ちを支える強いパワーが必要です。そのパワーを与えてくれるのが、肉体のアンチエイジングなのです。

体の若さを支えられるのは、医療しかありません。しかも、エビデンスのある医療なら、なおさら効果があります。気持ちに比べ、肉体の若さのほうが効果もより実感しやすいものです。頭がすっきりした、目の疲れが取れた、肌にツヤが出てきた、疲れにくくなった……。こうした体のよい変化は、心にももちろん、よい変化をもたらします。

しかし、内側への医療のアプローチをしても、シワやたるみが気になることはあるでしょう。そういうときは、美容手術も否定しません。医学は日進月歩です。それぞれの医療の効果を確かめたうえで、ご自分に合った治療を取り入れればいいと思います。

【第4章】

究極の若返りはがん予防につながる

◉……なぜ日本だけがんが増え続けているのか

すでにご紹介したように、先進国の中でがんが増え続けているのは、日本だけです。日本の医療水準は決して低くはなく、むしろ、世界でも有数の医療先進国なのに、がんが増え続けているのはなぜでしょうか。

アメリカも、１９９０年代前半まではがんの罹患者数も死亡者数も右肩上がりに増えていました。それが一転して減少に変わったのは、91〜92年頃のことです。その背景には、国を挙げての取り組みがありました。

それは、１９７０年代にさかのぼります。当時のアメリカは、がんや心疾患などの慢性疾患の医療費が膨らんで国家財政を圧迫し、大きな問題になっていました。そこで、食生活と病気の関係を徹底的に追究したところ、誤った食生活ががんや慢性疾患を引き起こしていることが明らかになりました。これが77年に発表された、有名な「マクガバン・レポート」です。

その結果を受けて、アメリカは、それまでの治療重視の医療から予防重視の医療に舵を切りました。その後がんに対しても、予防に効果のある食品が研究されるようになり、ア

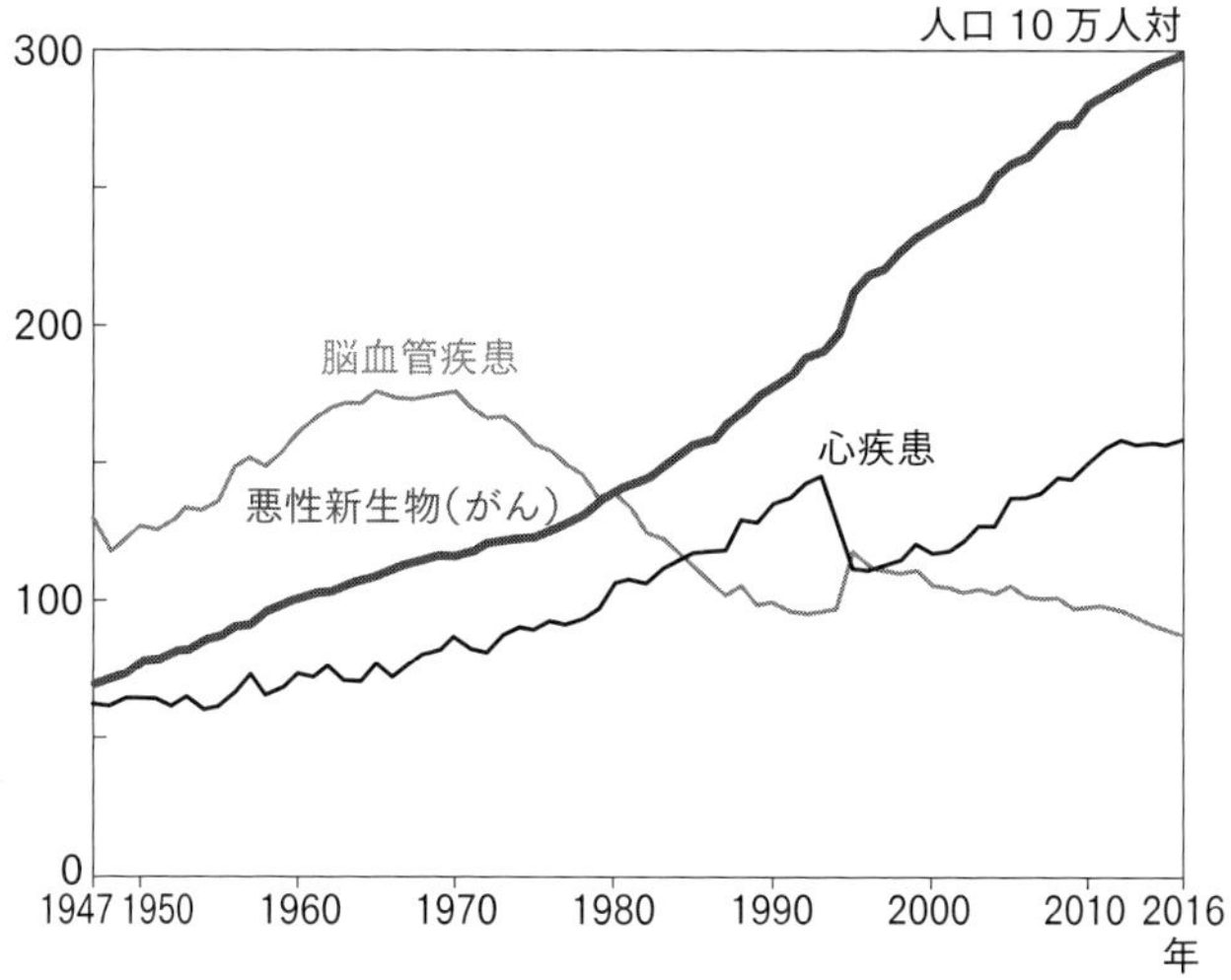

【図3】日本の三大疾患の死亡率年次推移（1947〜2016年）

出典：公益財団法人　がん研究振興財団『がんの統計 '17』より抜粋

メリカ人の健康意識や食生活がどんどん変わっていったのです。

こうした長い取り組みが功を奏して、92年以降、がん患者は減っていきました。

しかし日本は、相変わらず右肩上がりのままです。上の【図3】を見てもわかるとおり、日本のがんの死亡率は、1981年に死因のトップになって以来、30年間で2倍以上に増えています。

その背景にあるのが、日本の高齢化です。長寿は喜ばしいことですが、高齢者が増えるにともなって、がんにかかる人も増えています。年齢別のがん罹患率を見ると、50代で少し上がり、60代、70代、80代と、年齢が上がるほどに急上昇しています。50代のあなたが、いまがんではなくても、70代

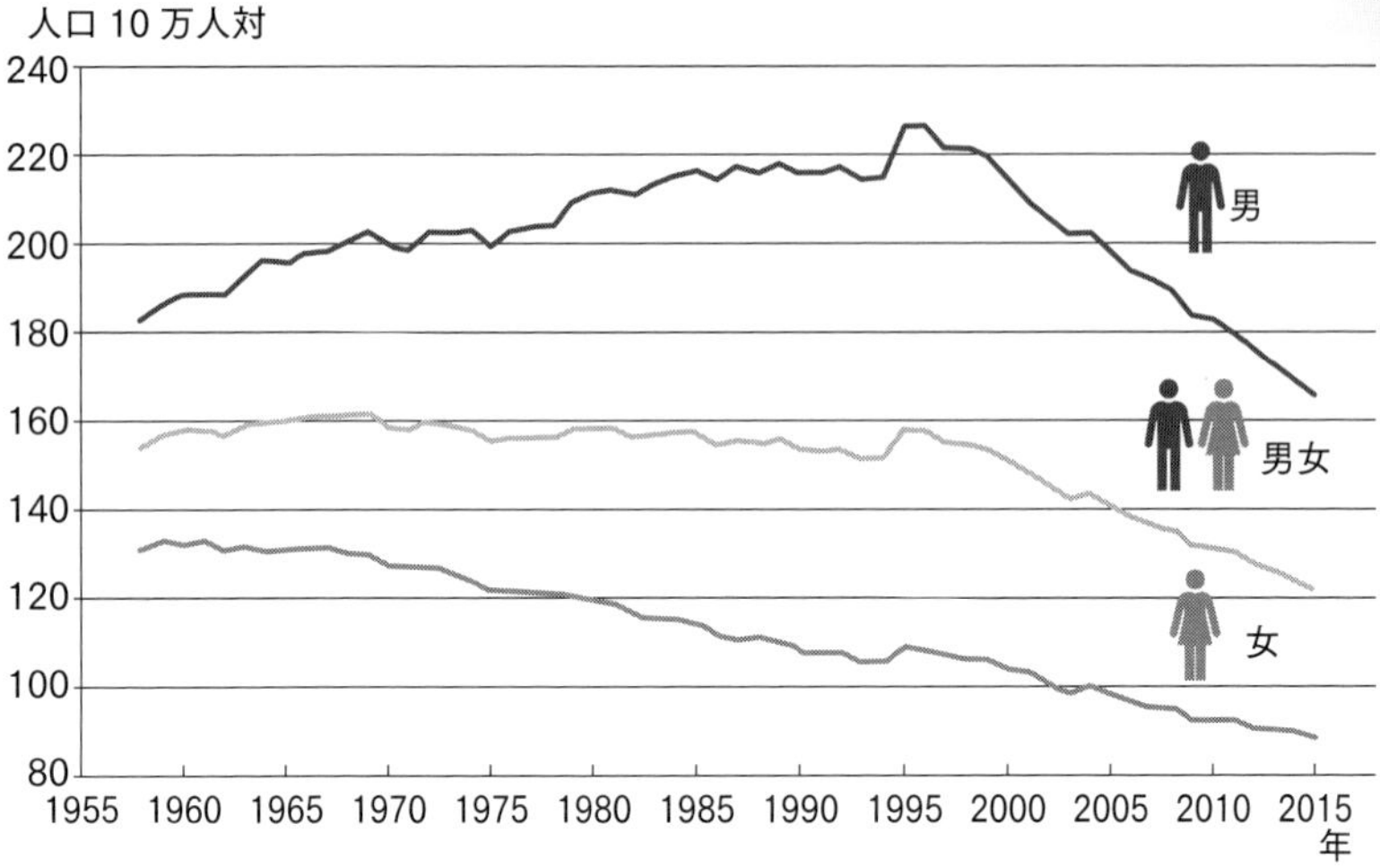

【図4】 がんの年齢調整死亡率の推移（1958〜2015年）
資料：国立がん研究センターがん対策情報センター

になったらがんになる可能性はかなり高い、ということです。

この高齢化というバイアスを排除したのが、上の【図４】のがんの年齢調整死亡率です。これは、基準になる年（１９８５年）と同じ人口構成で、がんの死亡率を算出したものです。がんは高齢になるほど増える病気ですから、社会が高齢化するほど患者数は増えていきます。その高齢化の影響を除外しないと、フェアな比較はできないという考え方に基づいています。

それを見ると、男女を合わせたすべてのがんの死亡率は１９９５年頃から下がっており、とくに男性で顕著です。「高齢化」という問題がなければ、がんは増えていなかった。むしろ、減少し続けたはずです。

このことからも、がんと老化の関係がわかるだろうと思います。

◉……細胞の老化ががんを誘発している

体が老化するのは、体を構成している細胞が老化するからですが、この細胞老化が、がんの発症にも関わっていると言われています。

すでにご説明したとおり、染色体の末端についているテロメアは染色体を保護する役目を持っており、細胞が分裂をくり返すたびにすり減っていきます。それが短くなりすぎて染色体を保護できなくなると、細胞分裂は止まり、老化細胞となります。最近の研究では、長寿の人ほど、このテロメアが長いことがわかっています。

この細胞老化は、細胞ががん化するのを防ぐために起きている現象でもあります。

正常細胞とがん細胞の違いは、正常細胞が一定の回数で分裂をやめてしまうのに対し、がん細胞は永遠に細胞分裂を続け、増殖し続けることです。もし正常細胞が、細胞分裂の限界を過ぎても分裂を続けていたら、それはすでに正常細胞ではなく、がん化しているということです。テロメアは、無制限に細胞分裂をくり返すという細胞の暴走を防ぐためにあるのです。

このテロメアの活性を支配しているのが、テロメラーゼという酵素です。正常な細胞はテロメラーゼが不活性なので、細胞が分裂するたびにテロメアが短くなります。ところがテロメラーゼが活性化すると、テロメアは短くならず、細胞はいつまでも細胞分裂をくり返します。人の体内でテロメラーゼが活性化しているのは、がん細胞や生殖細胞などのわずかな細胞だけです。

また、酸化ストレスなどのストレスを受けてDNAが傷ついたときも、細胞老化は起こります。たとえば放射線や紫外線を浴びると、細胞の中の遺伝情報であるDNAが活性酸素によって傷つきます。

正常細胞ならDNAが傷ついても、それを修復するシステムがあり、それにしたがって理路整然と修復が行われます。しかし、何度もDNAが傷つけられ、修復が追いつかないと、細胞は分裂をやめて二度と目を覚まさない休眠状態に入ります。これも細胞老化であり、細胞ががん化することを抑制する防御反応だと考えられています。

しかし細胞老化を起こした細胞は、すぐに死滅するわけではなく、長期に体内にとどまっていることがあります。すると、その老化細胞が慢性的に出続けると、発がんを促進する炎症性サイトカインなどの物質が分泌されることがわかってきました。したがって加齢とともに老化細胞が増えると、その周囲の組織に慢性炎症や細胞のがん化が引き起こされたりするのです。

一方で、DNAの損傷に対する応答システムが十分に機能しないと、細胞が勝手に修復し始めます。この無秩序の修復も、がん化の原因になっていると言われています。むずかしい話になりましたが、体内ではこのようなことが日常的に起きているのです。

それにしても、本来は細胞のがん化を防ぐための防御機構である細胞老化が、同時に、がん化を促進しているという皮肉な事実は、つくづく人体の複雑さを思わせます。

◉……エイジングケアはがんの予防になる

老化によってがんが起きるのなら、私たちの将来は、がんになることが約束されてしまっている、と言えなくもありません。しかしそれを予防するのが、毎日のエイジングケアです。若返りのためにしているケアは、そのままがんや生活習慣病の予防にも役立つと考えられます。

子宮内膜症の一種にチョコレート嚢胞があります。これは、月経痛や腹痛、腰痛などの痛みをともなう病気で、卵巣内出血をくり返すことによって嚢胞をつくります。これが慢性炎症化するとがんに移行することがあります。

この病気は、不妊の原因になるだけでなく、卵巣がんを発症する恐れがあり、その頻度は0・7%くらいだとされています。がん化する原因は、慢性炎症が続くことによって細胞膜やDNAが傷つくからではないかと言われています。

私は、チョコレート嚢胞の患者さんで希望される方には、高濃度ビタミンC点滴療法を行っています。ビタミンCの抗酸化作用が慢性炎症を抑え、がん化への進行を予防する可能性があるからです。まだ一般的には子宮内膜症の治療に抗酸化療法は行われていませんが、アンチエイジングを兼ねて、慢性炎症を抑える作用がある高濃度ビタミンC点滴療法を行えば、チョコレート嚢胞のがん化の予防を期待できるのではないかと考えています。

高濃度ビタミンC点滴療法は、40年以上前からがんの治療に用いられてきました。それが一気に注目されるようになったのは、2005年、米国・国立衛生研究所（以下NIH）が発表した「高濃度のビタミンCの点滴が、がん細胞を選択的に殺す」という論文がきっかけでした。これによって、がん治療に対するビタミンCの有効性にお墨付きがついたのです。

ビタミンCを大量に投与すると、活性酸素の一種である過酸化水素が細胞の周辺に大量に発生します。これが、がん細胞にとって毒になります。正常細胞には、過酸化水素から身を守るカタラーゼなどの酵素があり、過酸化水素を分解できます。ところが、がん細胞にはその酵素が備わっていないため、過酸化水素を中和できません。そのため、がん細胞だけが殺されるのです。

NIHのこの発表を機に、日本でも高濃度ビタミンC点滴療法を導入する医療機関が増えました。そしていまやエビデンスのある医療として、市民権を得るまでになりました。

ビタミンCは、がんへの直接的な作用だけでなく、免疫細胞を活性化する作用もあります。たとえば、がん細胞を直接破壊するT細胞や、がん細胞を自分の中に取り込んで食べてしまうマクロファージ、さらに抗体を作り出すB細胞を活性化して、異物にとりついて排除する抗体を増やしてくれます。

2018年にノーベル医学・生理学賞を受賞した本庶佑博士の研究で、オプジーボという抗がん剤が脚光を浴びました。がん細胞は、ヒトが持っている免疫システムを無効化して増殖する性質があります。オプジーボは、その仕組みを阻止してがんの増殖を抑える、免疫チェックポイント阻害薬です。

高濃度ビタミンC点滴療法も、オプジーボの働きを補完する免疫療法の一つといえます。そういう面からも、これからがんの予防や治療に、高濃度ビタミンC点滴療法への期待がますます高まるのではないでしょうか。

◉……生活習慣の見直しも大事

がんは生活習慣とも深い関係があります。国立がん研究センターでは、がんと生活習慣の関係を調査・研究し、その結果をエビデンスに基づいた「日本人のためのがん予防法」としてまとめています。

それによると、男性のがんの53・3％、女性のがんの27・8％は生活習慣や感染が原因で起きるというデータが出ています（次ページ【図5】参照）。そして原因となる生活習慣を改めれば、男性で43％、女性で37％もがんのリスクが低下するそうです。

原因となる生活習慣とは、喫煙、飲酒、肥満（過体重）、食生活（塩分の過剰な摂取、野菜や果物の不足）、運動不足です。喫煙には、受動喫煙も含まれます。これらは生活習慣病や老化を促進させる原因でもあります。若返りのためにも、こうした生活習慣の見直しは必要です。

たとえば、ウォーキングなどの運動を取り入れて食事に気をつければ、太りすぎの人は脂肪が落ちて体が引き締まり、痩せすぎの人は筋肉がついてしっかりした体つきになってきます。太りすぎていても痩せすぎていても、がんなどによる死亡率が高くなることがわ

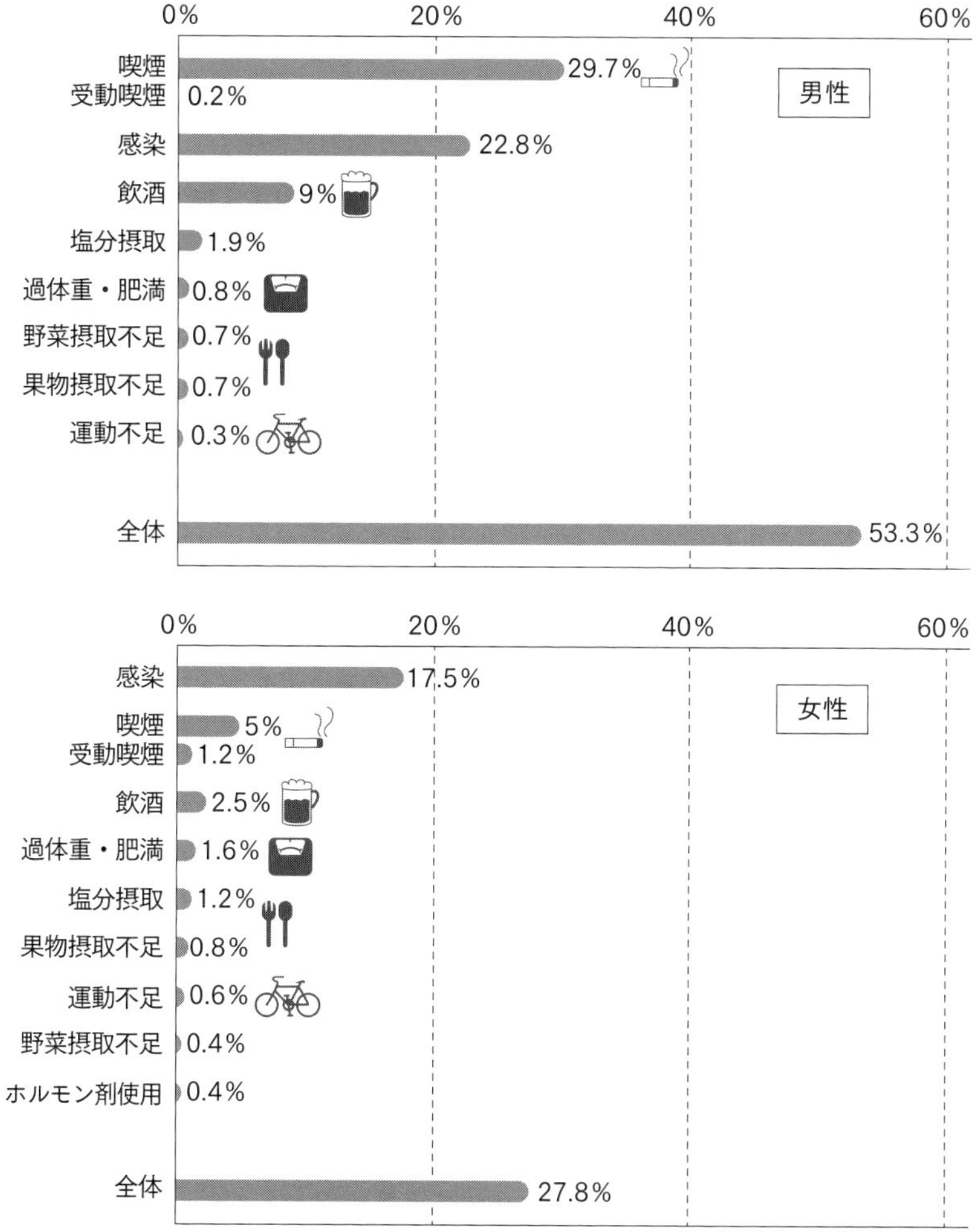

【図5】 日本人におけるがんの要因

資料・国立がん研究センターがん情報サービス『科学的根拠に基づくがん予防』より

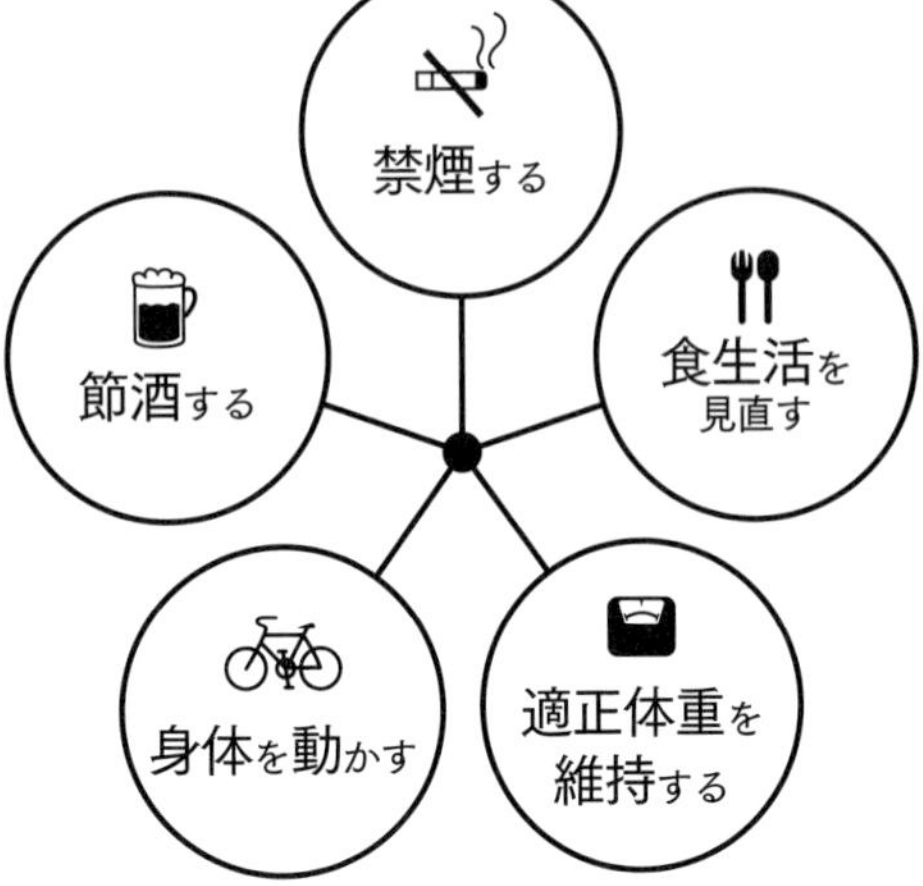

がんリスクを減らす5つの健康習慣
資料・国立がん研究センターがん情報サービス
『科学的根拠に基づくがん予防』より

かっており（国立がん研究センター予防研究グループ「肥満指数と死亡リスク」による）、適正体重を維持することは、長寿にも貢献します。それにもちろん、見た目も若々しくなります。

この調査では、感染もがんの大きなリスクとしてあげられています。胃がん、肝臓がん、子宮頸がん、成人T細胞白血病やリンパ腫は、細菌やウイルスに感染して起こります。これらの細菌・ウイルスは、免疫力が低下するとジワジワと暴れだし、炎症を起こして、活性酸素を撒き散らします。その結果、がん化が進んでいきます。

ですから、日頃から活性酸素を抑制する食事やサプリメントをとって、体の抵抗力を高めておくことが必要です。

また、血中ビタミンC濃度が低い人は、がんになりやすいと言われています。ですから、ふだんからビタミンCをたっぷりとることも大事です。

◉……子宮頸がんは予防できる

子宮頸がんは、おもに性交渉によるＨＰＶの感染で起こります。このがんが深刻なのは、若い女性の発症が多いことです。がんの多くは加齢によって増えていきますが、子宮頸がんは20代後半から増加して、40代以降はほぼ横ばいです。

子宮頸がんにかかってしまうと、子宮を摘出しなければならないことがあります。子宮を全摘出すると、妊娠できなくなってしまい、これから子どもが欲しいと思っている女性にとってはつらい選択になります。

近年、子宮頸がんの罹患率や死亡率が増加傾向にあります。国立がん研究センター調査によると、子宮頸がんにかかる人は年間約1万490人（2014年）、死亡する人は2700人となっています（2016年）。子宮頸がんの患者さんは、育児中の方も多く、家族にとっても母親の罹患は大きな問題となってのしかかってきます。母親が入院すれば、育児ができなくなったり、経済的にも困窮する家庭が出てきてしまいます。

しかし、早い段階（中等度異形成まで）に発見できれば、外来でレーザーによる治療を受けることができるのです。

子宮頸がんは、子宮の入り口付近にある子宮頸部に発生するがんです。ここにＨＰＶが感染し、ＨＰＶの遺伝子が子宮頸部の細胞に取り込まれると、細胞はがん化していくことがあります。

その初期の段階を、「子宮頸部異形成」と言います。これは、「異型細胞」という、がんになる前の正常ではない細胞が増殖している段階で、子宮頸がんの前がん症状です。レーザー治療は、この前がん症状の段階で、ＨＰＶを組織ごと蒸散します。

子宮頸がんに多い扁平上皮がんは、表皮のいちばん下の基底層から下に浸潤していくと、血流やリンパに乗って転移する可能性があります。ですから、基底層より上（上皮）の範囲にとどまっているうちに治療することが大事です。

現在の子宮頸がんの治療は、初期の１Ａ１期でも微小浸潤がんになっており、通常子宮全摘手術をすることが求められます。しかし、中等度異形成の段階で発見でき、レーザーで治療すれば、妊娠や出産への影響は最小限ですみます。

◉……日帰りで受けられるレーザー治療

レーザー治療は、子宮内膜症やバルトリン腺膿瘍、尖圭コンジローマなどの治療にも有効です。

子宮内膜症は子宮内膜組織が子宮以外の場所(卵巣、腹腔など)で増殖、剥離をくり返す病気です。通常は女性ホルモンの影響下、子宮内腔からはがれ落ちた子宮内膜組織は月経血として膣から体外へ排出されますが、子宮以外の場所で増殖した子宮内膜組織は腹腔内にとどまり炎症や癒着を起こし月経困難症や不妊症などの原因となります。入院、開腹手術をする場合、レーザー治療で腹腔内に残存する子宮内膜組織を蒸散することにより再発防止に役立つと考えられています。

バルトリン腺膿瘍は、バルトリン腺という膣を潤す潤滑液を分泌する腺が詰まり、炎症を起こす病気です。手術をすると2~3日の入院になりますが、レーザー治療なら日帰りでできます。

尖圭コンジローマは、子宮頸がんと同じくHPVの感染によって起きます。しかし、子宮頸がんのHPVとはタイプが異なり、低リスク型と言われる、がん化の可能性の少ないウイルスです。子宮頸がんが体の内部に起きるのに対して、尖圭コンジローマは性器や肛門の外側（周囲）にできて、増殖していきます。

尖圭コンジローマに感染している人は、子宮頸がんの原因となるＨＰＶの重複感染も否定できないので、子宮頸がんの検査を受けることをお勧めします。

日帰りでできるレーザー治療は、当院までわざわざ府外から受けに来られる患者さんもいます。これからは、患者さんの負担を減らすために、外来でどれだけ密度の濃い治療ができるかということも、求められてくると思います。

◉……がん検査とワクチンについて

子宮頸がんは早期のうちはほとんど自覚症状がないので、早い段階で見つけて治療を受けるためには定期的な検査が必要です。日本はがん検診の受診率が低いとお伝えしましたが、子宮頸がんの検診率も30～40％程度しかありません。欧米では70～80％の女性が子宮頸がんの検診を受けていますが、それに比べると際立って低いのが明らかです。子宮頸がんは、検査で見つかりやすいがんですから、ぜひ定期検診や検査を受けていただきたいと思います。

現在、がん検診で行われている検査は、子宮頸部の病変部の細胞をこすり取って調べる擦過細胞診です。これで異常が見つかったら、組織診やコルポスコープ診など、より精密な検査をして確定診断を出します。

最近、擦過細胞診よりもさらに精度の高い検査が登場しました。がん検診などの健康診断にはまだ導入されているところは多くありませんが、液状化検体細胞診（ＬＢＣ法）という検査です。

この検査と従来の擦過細胞診のいちばん大きな違いは、ＨＰＶ感染の有無がわかるかどうかという点です。擦過細胞診は病変部の細胞の形状変化を見るだけですが、液状化検体細胞診はＨＰＶ検査を同時に行うことができ、かつＨＰＶ感染によって起きる細胞の変化を発見しやすいのです。したがって細胞に異形成が現れた段階から、より正確に病変を知ることができるのです。

前がん状態である異形成は、程度によって軽度異形成（ＣＩＮ1）、中等度異形成（ＣＩＮ2）、高度異形成（ＣＩＮ3）の3段階に分けられます。ＣＩＮ3には、高度異形成と上皮内がんが含まれます。そこまで進行するのに、だいたい5～10年くらいかかると言われています。

レーザー治療もこの段階までに行いますが、ＣＩＮ3は上皮内がんになっている可能性があり、初期浸潤がんを否定できないので、私はＣＩＮ２までを治療の対象にしています。

液状化検体細胞診は、日本ではまだあまり行われておりませんが、欧米では一般的な検査法として普及しています。当院では5年前にこの検査法を導入し、子宮頸がんの予防に早くから取り組んでいます。

子宮頸がんの予防に期待されているのが、ＨＰＶ予防ワクチンです。ＨＰＶは１００種類以上存在しますが、そのうち「高リスク型」と言われる、がんをひき起こしやすいウイルスは13種類程度わかっています（平成25年11月・日本産婦人科医会がん対策委員会調べ）。注意が必要なのは、16、18、31、33、35、45、52、58型の8種で、中でも16型、18型による感染がとくに多いと言われています（次ページ【図６】参照）。予防ワクチンは、この二つの型を中心に配合されています。

日本では、２００９年にサーバリックス、２０１１年にガーダシルの使用が承認され、２０１３年にＨＰＶワクチンの予防接種が制度化されました。その後、副反応が問題になったため、予防接種の制度から外れ、現在は厚生労働省は、積極的な接種の推奨をしていません。したがって各自が任意で受けています。

ＨＰＶワクチンは、すでに感染している人には効果がないため、性交渉の経験のない若年層が接種対象になります。中学1年生になると受けることができ、全部で3回接種します。しかし厚生労働省も通告しているように、これで子宮頸がんを完全に予防できることが証明されているわけではありません。したがってワクチン接種をしても、子宮がん検診は定期的に受けたほうがいいでしょう。

また現在は治療ワクチンも開発中です。これは前がん病変に対する治療薬で、免疫細胞などを投与することで患者さんの免疫反応を刺激し、間接的に腫瘍細胞を攻撃するものです。

HPV感染を予防する効果はありませんが、今後期待できる治療です。

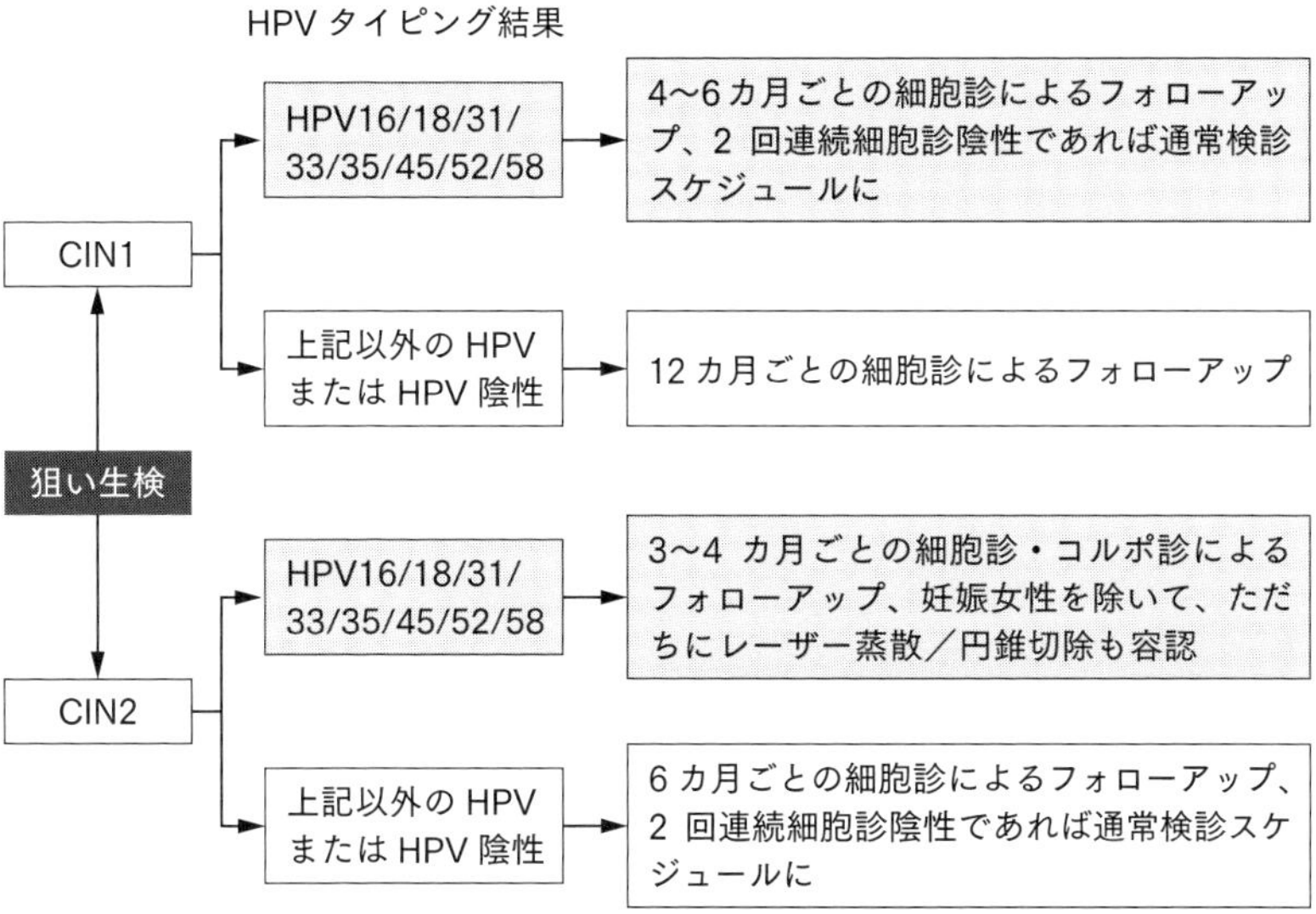

【図6】HPV タイピング検査を行う場合の管理指針
（日本産婦人科学会産婦人科診療ガイドライン婦人科外来編2017より抜粋）

◉……アンチエイジングからハッピーエイジングへ

老化とがんの関連について医療の視点から述べてきましたが、私はもっとシンプルな意味でも、アンチエイジングががんの予防につながると考えています。

見た目や印象が若返ると、気持ちも自然に華やいで若返ってきます。すると、いろいろなことに関心を持ったり、積極的に関わろうと思うようになるのではないでしょうか。地域活動やボランティアに参加したり、趣味を持ったり、しばらく会っていなかった友達に会ったり、旅に出かけたり……。いままでやりたくてもできなかったことに、挑戦する勇気がわいてくるかもしれません。そんな、ワクワクするような時間が持てたら、もっと有意義な人生になると思います。

笑いが免疫力を高めてがんを予防すると言われるように、楽しい時間、ワクワクする時間が多ければ、自然に免疫力も高まって、がんが寄りつかなくなるでしょう。

ですから私は、エイジングケアは生命力を高めるケアだと思います。90歳以上元気に生きた方でも、亡くなったあとに体を調べると、がんが見つかることがよくあります。しかし、がんの生命力よりもその方の生命力が強ければ、がんも静かにしているのです。そうやって、がんと共生していくことも遅老健康長寿の方法の一つと言えるのではないでしょうか。

これからの人生、ただ老化を遅らせて長生きするだけでなく、せっかく長生きした一日一日を、より楽しく充実したものにできたら、これほど幸せなことはありません。私は、そんなハッピーエイジングを、多くの女性の方に重ねていっていただきたいと願っています。それが結果的に、さまざまな病気の予防にもつながると思います。

あとがき――なぜ産婦人科医が「アンチエイジング」を考え始めたか

突然ですが、こんな説があることをご存知でしょうか。

2050年にはこの地球上から貧困や病気が一掃され

われわれの寿命を劇的に延ばすテクノロジーが実現する

この説をそのまま信じるのは少々楽天的すぎるかもしれません。しかし、iPS細胞の研究が進み、臓器の再生の可能性が見え始めている現在、この説もあながち遠い夢とは言えないでしょう。すでに50歳以上の人でも、現代のエイジングケアのノウハウで老化を遅らせながら、2050年まで健康に過ごすことができれば、未来のテクノロジーの恩恵を受けることができるかもしれません。

私は産婦人科医として、これまで1万件以上の分娩に立ち会ってきました。新しい命の誕生を支える産科医療は、素晴らしい仕事だと思っています。しかし一方で、つねに死と隣り合わせの重責でもあります。先進国では、無事に赤ちゃんが生まれるのは当たり前のことですが、途上国では母親の命と引き換えになることすらあります。ですから、私も、何事もなく分娩を終えるたびに、心からホッとします。

このように、長年、生と死という、人にとって最大のドラマに立ち会ってきた私がたどり着いたのが、アンチエイジング医療でした。せっかくいただいた命を、その人らしく最後まで輝かせて生き、悔いなく死を迎えられたら、これほど幸せなことはありません。

日本の女性の平均寿命は、90歳に近づいています。閉経してから、まだ40年も人生があります。ということは、更年期は人生の折り返し点。人生50年の時代なら、まだ25歳を過ぎたくらいなのです。

その折り返し点からの人生を、どのように年齢を重ねていけばいいのか。それはすべての女性にとって、大きな関心事ではないでしょうか。何歳になっても若々しく、健康でいたいと、だれもが願っていることでしょう。

私は婦人科系の疾患の治療に日々携わっていますが、更年期の治療を受けた患者さんは、ホットフラッシュやイライラ、うつ症状といったつらい症状が改善していきます。それと同時に、いままでよりも見た目も若返ってくるという効果も実感されています。顔色がよくなったり、肌や髪がつややかになるなど、生き生きとしてくるのです。更年期の治療は、若さと女性らしさを蘇らせてくれるのです。

同時にこの治療は、更年期以降に発症しやすい骨粗しょう症や、血管の老化である動脈硬化などに対しても抑制的に働きます。つまり骨や血管を若返らせ、これから起きるであろう病気の予防にもなるのです。

そういう体験を通して、私は医療としてのアンチエイジングに目を向けるようになりました。エイジングケアにおいて大切なことは、見た目の若々しさはもちろん、体の内側から若返り、より質の高い人生をまっとうできるようになることです。

私が本書で提案しているのは、女性が見た目だけでなく、身も心も若返ることです。そんなハッピーなエイジングが実現できれば、2050年に訪れるかもしれない新しいテクノロジーに出会うまで元気でいられるかもしれません。これは、大いに夢のある話です。

アメリカのアンチエイジング医学会は、2050年のアメリカの三大死因を「自殺、殺人、宇宙事故」と予測しています。そこには、がんも心疾患も脳卒中もありません。わずか30年後には、いま私たちが直面している病気が克服され、夢のような健康長寿社会が実現しているかもしれないのです。

この未来をみんなで享受するために、ほんとうに幸せな年齢の重ね方を現代の女性に伝えたい。僭越かもしれませんが、そんな思いで本書を書きあげました。一人でも多くの方が、ハッピーエイジングを手にすることができますように。本書がその一助になれば、これほど嬉しいことはありません。

２０１８年　12月

竹井啓裕

医師《いし》が教《おし》えるアンチエイジング

2019年 2月18日　初版第1刷

著　者 ―――――― 竹井啓裕《たけいいひろやす》
発行者 ―――――― 坂本桂一
発行所 ―――――― 現代書林
〒162-0053　東京都新宿区原町3-61　桂ビル
TEL／代表　03(3205)8384
振替00140-7-42905
http://www.gendaishorin.co.jp/
カバー・本文デザイン ―― 渡辺将史
本文イラスト ――――― 宮下やすこ
編集協力 ―――――― 小林麻子（株式会社トリア）

印刷・製本：広研印刷（株）
乱丁・落丁本はお取り替えいたします。

定価はカバーに
表示してあります。

ISBN978-4-7745-1753-7 C0047